Hoffbauer

Sport bei Herzerkrankungen

Die Autorin

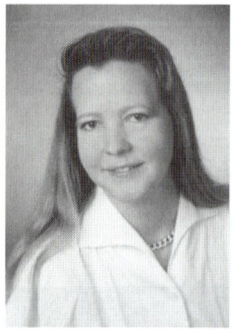

Dr. med. Gabi Hoffbauer ist Fachärztin für Innere Medizin mit den Schwerpunkten Herz-Kreislauf-Erkrankungen, Ganzheits- und Präventivmedizin. Nach mehrjähriger klinischer Tätigkeit im kardiologischen Bereich arbeitet sie heute als Gesundheitsberaterin und Fitness-Coach und betreut mehrere Koronargruppen. Darüber hinaus leitet sie Seminare zu Verbesserung bzw. Aufrechterhaltung der psycho-physischen Gesundheit und ist Autorin mehrerer medizinischer Ratgeber.

Dr. med. Gabi Hoffbauer

Sport bei Herzerkrankungen

- Über 50 Sportarten auf dem Prüfstand:
  Was optimal zu Ihnen passt

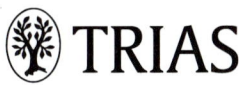 TRIAS

Die Deutsche Bibliothek –
CIP Einheitsaufnahme

Ein Titeldatensatz für diese Publikation ist
bei Der Deutschen Bibliothek erhältlich.

Leserservice:

Wenn Sie Fragen oder Anregungen zu
diesem Buch haben, schreiben Sie uns!

TRIAS Verlag
Postfach 30 05 04
70445 Stuttgart

Oder besuchen Sie uns im Internet unter:
www.trias-gesundheit.de

Programmplanung: Dr. rer. nat. Dierk Suhr

Redaktion: Dr. med. Sabine Tettenborn

Lektorat:
Dipl.-Biol. Angelika Greif, Aachen

Umschlaggestaltung:
Cyclus · Visuelle Kommunikation, Stuttgart

Textzeichnungen: Viorel Constantinescu

Bildnachweis:
Umschlagfoto vorn: Mauritius
hinten: Corbis

Fotos:
S. 58: Klepzig, Herzerkrankungen;
S. 61: Halhuber, Bypass-Operation und
Ballon-Dilatation

Gedruckt auf chlorfrei gebleichtem Papier

© 2002 TRIAS Verlag in
MVS Medizinverlage Stuttgart GmbH & Co. KG
Printed in Germany
Satz: Fotosatz H. Buck, Kumhausen
Druck: Westermann Druck Zwickau GmbH,
Zwickau

ISBN 3-8304-3051-5   1 2 3 4 5 6

Wichtiger Hinweis:
Wie jede Wissenschaft ist die Medizin ständigen Entwicklungen unterworfen. Forschung
und klinische Erfahrung erweitern unsere
Erkenntnisse, insbesondere was Behandlung
und medikamentöse Therapie anbelangt. So-
weit in diesem Werk eine Dosierung oder eine
Applikation erwähnt wird, darf der Leser zwar
darauf vertrauen, dass Autoren, Herausgeber
und Verlag große Sorgfalt darauf verwandt
haben, dass diese Angabe **dem Wissens-
stand bei Fertigstellung des Werkes** entspricht.
Für Angaben über Dosierungsanweisungen
und Applikationsformen kann vom Verlag
jedoch keine Gewähr übernommen werden.
Jeder Benutzer ist angehalten, durch sorgfältige Prüfung der Beipackzettel der verwendeten Präparate und gegebenenfalls nach Kon-
sultation eines Spezialisten festzustellen, ob
die dort gegebene Empfehlung für Dosierun-
gen oder die Beachtung von Kontraindikatio-
nen gegenüber der Angabe in diesem Buch
abweicht. Eine solche Prüfung ist besonders
wichtig bei selten verwendeten Präparaten
oder solchen, die neu auf den Markt gebracht
worden sind. **Jede Dosierung oder Applikation erfolgt auf eigene Gefahr des Benutzers.**
Autoren und Verlag appellieren an jeden Benutzer, ihm etwa auffallende Ungenauigkei-
ten dem Verlag mitzuteilen.

Vorwort

Die zahlreichen vorteilhaften Auswirkungen sportlicher Aktivität auf Wohlbefinden und Gesundheit können und sollen auch von Menschen genutzt werden, die an einer Herzkrankheit leiden. Jeder Herzpatient kann davon profitieren, dass Bewegung seine allgemeine Belastbarkeit steigert und ihn ein gewisses Maß an Fitness auch die Auswirkungen seiner Herzkrankheit so wie viele andere Unpässlichkeiten leichter ertragen lässt.

Jeder zweite Bundesbürger betreibt, unabhängig vom Alter, eine Sportart. Zugleich beträgt in der gesamten Bevölkerung die Häufigkeit von Bluthochdruck 20 Prozent, und bis zu 20 Prozent der Männer in den mittleren Jahren sind von einer koronaren Herzkrankheit betroffen. Doch keineswegs schließen sich die diagnostizierte Herzerkrankung und der bis dahin mit Freude betriebene Sport gegenseitig aus. Im Gegenteil.

Schließlich sind es neben dem Spaß am Sport und der durch körperliche Aktivität erfahrenen Steigerung des Wohlbefindens auch die gesundheitsfördernden Wirkungen auf Herz, Kreislauf und Stoffwechsel, durch die sportliche Betätigung auch und gerade für herzkranke Menschen äußerst sinnvoll ist. Daher wird Herzkranken eine gewisse sportliche Betätigung geradezu empfohlen, um das Fortschreiten der Herzerkrankung zu verlangsamen und das allgemeine körperliche und seelische Befinden zu verbessern – oder zumindest zu stabilisieren. Viele Menschen lernen erst durch ihre Erkrankung Sport als eine Quelle körperlichen und auch seelischen Wohlbefindens kennen und schätzen.

Dennoch wirkt sich sportliche Aktivität nicht ausschließlich nur positiv auf die Gesundheit aus, sondern sie birgt auch einige Risiken in sich. Diese bestehen vor allem für Menschen, deren Gesundheit – insbesondere die des Herz-Kreislauf-Systems – bereits Schaden genommen hat. So belegen die meisten Untersuchungen von Todesfällen, die während oder kurz nach einer sportlichen Betätigung eintraten, dass zu einem hohen Prozentsatz Menschen mit bis dahin meist unerkannten Herzerkrankungen – insbesondere der koronaren Herzkrankheit – betroffen waren.

Dies zeigt, wie wichtig es ist, das Maß der sportlichen Aktivität individuell auf das jeweilige Krankheitsbild, dessen Schwere sowie dessen Behandlungsmöglichkeiten abzustimmen. Dabei müssen es jedoch nicht immer die allgemein für besonders gesund befundenen Bewegungsformen wie Laufen, Fahrradfahren und Skilanglauf sein, die dem Herzpatienten von nun sein gesamtes sportliches Leben ausfüllen.

In jedem Fall sollte daher in die Entscheidung, welchen Sport in welcher Form ein Herzpatient ausführen darf, auch seine Vorlieben und bisher betriebene Sportarten einfließen – die Bewegungsformen, in denen er also zu Hause war. So hat es sicher keinen Sinn, einem durchtrainierten Basketballspieler nach einem erlittenen Herzinfarkt grundsätzlich nur ein Fahrradtraining zu erlauben. Allerdings muss – je nach Erkrankung und der dadurch möglicherweise eingeschränkten Belastbarkeit – die weitere sportliche Betätigung sorgfältig ausgewählt und wohl dosiert werden.

Spaß, Wohlbefinden und Lebensfreude sind erlebbare Eigenschaften sportlicher Aktivität, während der Begriff »Gesundheitsförderung« eher negativ – nämlich als Einschränkung aufgrund einer Krankheit – definiert ist. Viele Menschen empfinden das auch so. Daher ist es wichtig, dass ein Herzkranker nicht ausschließlich nach gesundheitsfördernden Maßstäben weiter aktiv Sport treibt, sondern auch eine möglichst große Zufriedenheit durch diese Betätigung erlebt.

Dieses Buch richtet sich daher vor allem an Menschen, die mit einer Herzkrankheit entweder weiter Sport treiben oder trotz dieser Erkrankung eine neue sportliche Betätigung aufnehmen wollen – oder einfach wissen möchten, welche Art von körperlicher Aktivität für sie geeignet ist.

Dabei werden zunächst die wesentlichen physiologischen Vorgänge im Körper als Anpassung an vermehrte sportliche Betätigung beschrieben. Es folgt die Erklärung der wichtigsten Begriffe, die im Zusammenhang mit körperlicher Aktivität und Sport immer wieder auftauchen. Der Leser erfährt ebenfalls, welche positiven Wirkungen regelmäßige Bewegung auf Herz und Kreislauf, aber auch auf andere Organsysteme ausübt.

Ein weiteres Kapitel widmet sich der Darstellung der häufigsten Herzerkrankungen und erläutert dem Leser, welche Bewegungsformen und Sportarten bei der jeweiligen Erkrankung mehr oder weniger empfehlenswert sind. Abgerundet wird das Buch durch eine Bewertung der häufigsten und beliebtesten Sportarten, wobei jeweils deren günstige und deren möglicherweise nachteilige Auswirkungen auf Herzkrankheiten sowie Risiken und Verletzungsgefahren dargestellt sind.

München, im August 2002   Dr. Gabi Hoffbauer

Bewegung, Stoffwechsel, Regulation – physiologische Grundlagen der Muskelarbeit

Zum besseren Verständnis der Auswirkungen von Bewegung und Sport auf Herz und Kreislauf sowie andere Körperprozesse werden zunächst die wichtigsten Reaktionsweisen des Körpers auf körperliche Aktivität dargestellt.

Versorgung der Muskelzelle mit Energie

Sobald der Mensch sich bewegt, werden einige seiner zahlreichen Muskeln aktiv. Diese Muskeln können jedoch nur dann arbeiten, wenn ihnen genügend Energie zur Verfügung steht. Diese Energie wiederum erhalten sie durch chemische Umwandlung von Sauerstoff und Nährstoffen in eigenen kleinen Kraftwerken der Zellatmung, den Mitochondrien.

In diesen kleinen Untereinheiten der Muskelzellen (die natürlich auch in anderen Körperzellen vorhanden sind) werden Fettsäuren und Zucker (Glukose) aus der Nahrung mit Hilfe zahlreicher chemischer Reaktionen zu den energiearmen Molekülen Wasser und Kohlendioxid abgebaut. Die bei diesem Abbauprozess entstehende Energie wird auf ganz bestimmte Moleküle übertragen, aus denen die Muskelzelle dann erst die Energie gewinnen kann, die sie zu ihrer Arbeit benötigt.

Diese als ATP (Adenosintriphosphat) bezeichneten energiereichen Moleküle werden nicht nur in der Muskelzelle, sondern im gesamten Körper zur Energiegewinnung genutzt. Sie sind eine Art chemische Energiespeicher, die der Muskel in Bewegungsenergie umsetzen kann, sobald er zu arbeiten beginnt. Dabei wird ein Phosphat von dem mit drei Phosphaten bestückten Molekül Adenosintriphosphat abgespalten und Bewegungsenergie freigesetzt, die der Muskel nutzt. Nach Abspaltung des Phosphats bleibt ein Molekül mit zwei Phosphaten, das Adenosindiphosphat (ADP) übrig. Die beim Abbau von Glukose und Fettsäuren frei werdende Energie wird zum Wiederaufbau von ATP aus ADP und Phosphat genutzt, so dass dem Muskel genügend ATP zur Verfügung steht.

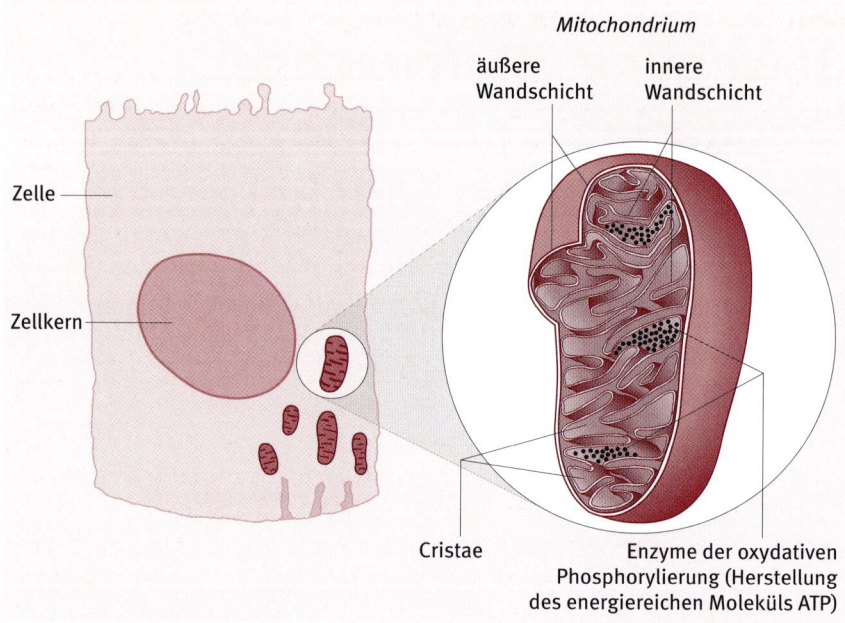

Abb. 1: Zelle mit Mitochondrien

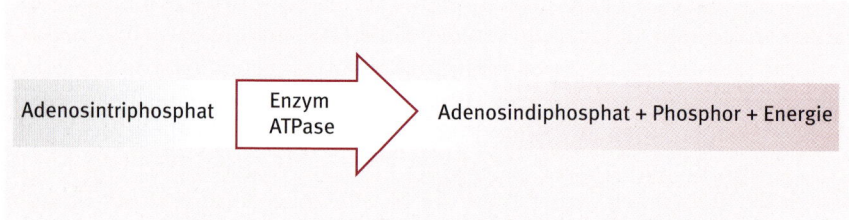

Abb. 2: Umwandlung von Adenosintriphosphat (ATP) in Adenosindiphosphat

Zur Energiegewinnung benötigen die Kraftwerke in den Muskelzellen Sauerstoff, der ebenso wie die Nährstoffe mit dem Blut in die Muskeln transportiert wird und aus den feinsten Blutgefäßen, den Kapillaren, in die Mitochondrien gelangt. Steht dem Muskel genügend Sauerstoff zur Verfügung, kann er theoretisch unbegrenzt die Nährstoffe Glukose und Fettsäuren abbauen und die daraus gewonnene Energie in den ATP-Molekülen speichern. Diese wiederum stehen den Muskeln als direkte Quelle ihrer Bewegungsenergie zur Verfügung.

Aerobe und anaerobe Energiegewinnung

Reicht die Sauerstoffversorgung allerdings nicht aus, um den aeroben, d.h. durch Sauerstoffverbrauch gekennzeichneten Abbau der Nährstoffe zu ermöglichen, steht der Muskelzelle noch ein zweiter Weg der Energiegewinnung zur Verfügung – der anaerobe (sauerstofffreie).

Hierbei können jedoch aussschließlich Glukosemoleküle zur Energiegewinnung genutzt werden. Diese werden bei nicht ausreichend verfügbarem Sauerstoff in Milchsäure (Laktat) umgewandelt. Da jeder Muskel bereits einige Glukosemoleküle in Form von Glykogen gespeichert hat, kann er sehr rasch auf den anaeroben Weg der Energiegewinnung zurückgreifen.

Durch Anhäufung größerer Mengen von Milchsäure wird die Zelle jedoch allmählich »sauer«, was die empfindlichen Mechanismen dieses Prozesses bald beeinträchtigt. Infolgedessen ermüdet der Muskel rasch, die Bewegung wird immer schwieriger und kann schließlich gar nicht mehr ausgeführt werden. Allerdings wird die anfallende Milchsäure durch Puffersysteme in den Zellen zum Teil neutralisiert; gleichzeitig gelangen die Milchsäuremoleküle auch ins Blut und werden in viele andere Bereiche des Körpers transportiert. Dort können sie wieder in ihre Vorläufermoleküle umgewandelt und der aeroben Energiegewinnung zugeführt werden.

Dies bedeutet, dass Muskeln auch durch anaerobe Energiegewinnung noch eine Zeit lang arbeiten und nicht sofort erschöpft sind. So decken z. B. Herzmuskelzellen bei körperlicher Aktivität ihren Energiebedarf bis zur Hälfte aus Milchsäure. Außerdem kann die anaerobe Energiegewinnung dem Muskel oftmals schneller Energie zukommen lassen als der komplexere und damit langsamere aerobe Weg, daher laufen bei nahezu jeder körperlichen Belastung beide Arten der Energiegewinnung gleichzeitig bzw. nacheinander ab.

Ein Ausdauertraining ist dann für den gesunden Menschen eine »ideale Belastung«, wenn es an der **Grenze zwischen aerober und anaerober Energiegewinnung** durchgeführt wird. Hierbei sollte der Laktatspiegel im Blut nicht über 4 mmol/l ansteigen. Diese Belastungsgrenze ist jedoch nur sehr bedingt für Herzpatienten gültig, da der Herzkranke sein Training genau an seine **individuelle Belastbarkeit** anpassen muss.

Die aerobe Form der Energiebereitstellung ist jedoch auf Dauer weitaus ökonomischer, und sie bietet den Vorteil, dass bevorzugt Fettsäuren abgebaut werden. Beim anaeroben Weg wird hingegen ausschließlich Glukose als Energielieferant genutzt.

Sauerstoff wird über eine gesunde Lunge durch die vertiefte und beschleunigte Atmung während körperlicher Aktivität nahezu immer in ausreichendem Maße aufgenommen. Nun kommt es vor allem darauf an, dass der aufgenommene Sauerstoff durch erhöhte Herzleistung und stärkere Durchblutung der arbeitenden Muskulatur zu den einzelnen Muskelzellen transportiert wird. Tatsächlich werden die Muskeln bei körperlicher Anstrengung bis zu 20-mal stärker durchblutet als in Ruhe. Außerdem vermag die Muskelzelle unter Belastung dem sie durchströmenden Blut einen relativ größeren Anteil Sauerstoff entnehmen als unter Ruhebedingungen, unter denen nur 15 Prozent aus dem Blut in den Muskel gelangen.

> Die beiden wichtigsten Faktoren, die zur Steigerung der Muskeldurchblutung beitragen, sind die **Zunahme des Herzminutenvolumens** und der **vermehrte Blutfluss durch die arbeitende Muskulatur.**

Zunahme des Herzminutenvolumens

Unter dem Herzminutenvolumen (auch Herzzeitvolumen genannt) versteht man die Menge an Blut, die in einer Minute vom Herzen in den Körper gepumpt wird. Das Herzminutenvolumen setzt sich wiederum zusammen aus Herzfrequenz (Puls) multipliziert mit dem Schlagvolumen, d.h. derjenigen Blutmenge, die das Herz mit jedem Herzschlag zu pumpen vermag.

> Herzminutenvolumen = Schlagvolumen x Herzfrequenz

Bei körperlicher Aktivität nimmt das Herzminutenvolumen sowohl durch eine Beschleunigung der Herzfrequenz als auch eine Steigerung des Schlagvolumens zu. Dabei kann die Herzfrequenz nicht über ein bestimmtes Maß hinaus ansteigen, auch nicht durch intensivstes Training. Als Faustregel gilt, dass die maximal erreichbare Herzfrequenz etwa 220 minus Lebensalter beträgt. Dies gilt für Männer und Frauen gleichermaßen.

Maximale Herzfrequenz = 220 – Lebensalter

Warum die maximal erreichbare Pulsfrequenz mit zunehmendem Alter absinkt, ist bis heute noch nicht genau bekannt. Herzpatienten, vor allem wenn ihre natürliche Reaktion auf körperliche Belastung durch Medikamente verändert ist, sollten diese maximale Herzfrequenz jedoch möglichst nicht oder nur selten erreichen. Die optimale Herzfrequenz für ein Ausdauertraining muss für jeden einzelnen Patienten individuell nach den Befunden seines Belastungs-EKG's errechnet werden (s. Kapitel »Trainingsherzfrequenz«, S. 48).

Bevor Herzpatienten genaue Information aus einem Belastungs-EKG erhalten, können sie ihren Trainingspuls, sofern er nicht durch Medikamente verändert ist, mit der Formel 180 minus Lebensalter errechnen. Das gilt nicht für Patienten, die mit Betarezeptorenblockern behandelt werden!

Trainingspuls = 180 – Lebensalter (grober Richtwert)

Das Schlagvolumen beträgt beim untrainierten Erwachsenen etwa 60 bis 90 Milliliter. Unter körperlicher Aktivität nimmt es um 20 bis 30 Prozent zu, wobei diese Zunahme vor allem zu Beginn der Belastung eine Rolle spielt. Es kann bei weiterer Belastung hingegen nicht mehr gesteigert werden.

Die Zunahme des Schlagvolumens bei körperlicher Betätigung wird vor allem durch zwei Mechanismen bedingt: die vermehrte Füllung des Herzens mit Blut und die Steigerung der Herzkraft durch das vegetative Nervensystem.

Durch die Anspannung der Muskulatur, z. B. beim Laufen, werden die Venen der Beine stärker zusammengepresst, wodurch mehr Blut zum Herzen zurückfließt. Auch die vertiefte Atmung trägt zur stärkeren Füllung des Herzens mit Blut bei. Durch das Mehr an Blut in den Herzkammern wird ein Reflex (Frank-Starling-Mechanismus) in Gang gesetzt, der über die vermehrte Füllung und die damit erhöhte Wandspannung des Herzmuskels zu einer stärkeren Kontraktion (Zusammenziehen) der Herzkammern führt.

Eine weitere Steigerung der Herzkraft und der Schnelligkeit der Herzmuskelkontraktion bewirkt der aktivierende sympathische Teil des vegetativen Nervensystems, das die gesamten Anpassungsvorgänge an eine erhöhte körperliche Aktivität steuert.

Im Gegensatz zur Herzfrequenz kann man das Schlagvolumen des Herzens durch regelmäßiges Ausdauertraining deutlich erhöhen, was sich auch bei einem kranken Herzen positiv auswirken kann (s. S. 34).

Steigerung der Muskeldurchblutung

In Ruhe werden die Muskeln nur zu einem geringen Teil durchblutet, gerade ausreichend, um sie mit genügend Sauerstoff und Nährstoffen zu versorgen. Dabei fließt ein großer Teil des arteriellen Blutes erst gar nicht über die Haargefäße in den Muskel, sondern über Kurzschlussverbindungen direkt in kleine Venen. Von dort wird es über große Venen zum Herzen zurücktransportiert.

Ein Großteil der zum Muskel hinführenden Haargefäße ist unter Ruhebedingungen durch Anspannung von ringförmigen Muskeln an ihrem Abgang aus größeren arteriellen Gefäßen nahezu verschlossen. Auf diese Weise wird nur ein Viertel der Haargefäße durchblutet. Sobald ein Muskel zu arbeiten beginnt, weiten sich die Ringmuskeln und geben die Durchblutung aller Haargefäße frei. Diese werden gleichzeitig weiter, wohingegen sich nun die Kurzschlussverbindungen zwischen kleinen Arterien und Venen schließen, so dass die Durchblutung der arbeitenden Muskeln deutlich ansteigt.

Ausgelöst wird diese Anpassung an den vermehrten Energiebedarf durch chemische Veränderungen im arbeitenden Muskel, so z. B. durch den vermehrten Anfall von Kohlensäure, Milchsäure und Adenosindiphosphat (ADP). Man vermutet, dass es im Muskel selbst spezielle Fühler (Rezeptoren) gibt, die bereits feinste Veränderungen der Konzentration dieser Stoffe wahrnehmen und darauf mit einer Weitstellung der Haargefäße und den anderen oben genannten Veränderungen reagieren.

Zur Umverteilung des Blutes in die arbeitende Muskulatur leistet wiederum das vegetative Nervensystem einen wesentlichen Beitrag. Dessen aktivierender sympathischer Anteil führt bei körperlicher Aktivität zu einer Verminderung der Durchblutung vor allem der inneren Organe wie Magen, Darm und Niere, wohingegen die Haargefäße im arbeitenden Muskel auf den Einfluss des sympathischen Nervensystems aufgrund der bei Muskelarbeit entstehenden chemischen Veränderungen nicht reagieren. So wird der Muskulatur noch mehr Blut zur Verfügung gestellt, um sie mit genügend Sauerstoff und Nährstoffen zu versorgen.

Steuerung durch das vegetative Nervensystem

Das vegetative Nervensystem, das sich dem Einfluss des Willens weitgehend entzieht – weshalb es auch unwillkürliches oder autonomes Nervensystems genannt wird – steuert alle wichtigen Lebensvorgänge, z.B. Atmung, Herz-Kreislauf-Funktion und Verdauung. Es besteht aus zwei weitgehend entgegengesetzt wirkenden Teilen, dem aktivierenden sympathischen (Sympathikus) und dem eher für Ruhefunktionen zuständigen parasympathischen (Parasympathikus oder Vagus) Nervensystem. Für die Regulierung der Anpassungsvorgänge an körperliche Aktivität ist vor allem der sympathische Anteil zuständig, der für eine vertiefte und beschleunigte Atmung sorgt, die Herzfrequenz und die Herzkraft (Schlagvolumen) erhöht sowie die Durchblutung beeinflusst.

Das zum sympathischen Nervensystem gehörige Nebennierenmark, das bei körperlicher Aktivität die Hormone Adrenalin und Noradrenalin ausschüttet, unterstützt ebenfalls diese Anpassungsvorgänge. Diese Hormone bewirken eine Freisetzung von Fettsäuren aus dem Fettgewebe und die Bereitstellung von Glukose aus dem Speichermolekül Glykogen und tragen so zur besseren Versorgung der arbeitenden Muskulatur mit Nährstoffen bei.

Wundermittel körperliche Aktivität

Der körperlichen Aktivität und dem Sport wird eine Vielzahl günstiger Wirkungen auf Körper und Seele zugeschrieben. Oftmals wird regelmäßige Bewegung auch mit einem Medikament oder gar einem Wundermittel verglichen, das nicht viel mehr erfordert als ein wenig Entschlusskraft, Disziplin und Zeit. Aber auch wenn viele dieser positiven Auswirkungen absolut plausibel erscheinen – für einige von ihnen gibt es nur sehr dürftige wissenschaftliche Belege.

Weiterhin darf nicht übersehen werden, dass sportliche Betätigung immer gewisse Risiken in sich birgt. Diese gehen jedoch hauptsächlich von Leistungs- und Hochleistungssportarten aus und betreffen vor allem den Bewegungsapparat. Auf keinen Fall darf man die Folgeschäden von Fehl- und Überbelastungen bei Hochleistungssportlern gegen die positiven Wirkungen individuell dosierter und angemessener sportlicher Aktivität im Freizeit- und Breitensport aufrechnen.

Denn gerade bei vernünftig betriebenen »gesunden« Sportarten ist die Verletzungsrate sehr niedrig. Kosten-Nutzen-Analysen haben ergeben, dass die Ausgaben für durch gesundheitsfördernden Ausdauersport bedingte Schäden deutlich unter den Einsparungen liegen, die durch die verbesserte Gesundheit der so trainierten Menschen möglich sind.

Allerdings kommt es auch bei körperlich aktiven Menschen immer wieder zu tödlichen Zwischenfällen, am häufigsten bei Menschen mit koronarer Herzkrankheit. Zwar ist das Risiko, einen plötzlichen Herztod zu erleiden, unter körperlicher Belastung deutlich höher als in Ruhe. Dennoch gibt es zwei wesentliche Argumente, die für körperliche Aktivität sprechen:

- Zwar ist auch für trainierte Menschen das Risiko eines plötzlichen Herztodes unter Belastung um das **Fünffache** höher als in Ruhe, bei Untrainierten steigt es aber unter gleichen Bedingungen auf das über **Fünfzigfache** an.
- Durch regelmäßige körperliche Aktivität sinkt die generelle Gefahr eines plötzlichen Herztodes für sportlich aktive Menschen im Vergleich zur sportlich inaktiven Bevölkerung auf **40 Prozent**.

Die günstigen Wirkungen von körperlicher Bewegung und Sport sind jedoch nicht ausschließlich durch vermehrte Aktivität bedingt. Vielmehr führen aktive Menschen und Sportler ein insgesamt gesünderes Leben und verzichten öfter als weniger aktive auch auf »äußere Risikofaktoren« wie Zigaretten und Alkohol. Diese Beobachtung wird indirekt auch durch Untersuchungen unterstützt, die keine oder nur wenig positive Auswirkungen von hoher körperlicher Belastung im Beruf entdecken konnten.

Positive Auswirkungen von Bewegung und Sport auf Herz und Kreislauf

Mittlerweile hat die Zahl der wissenschaftlichen Arbeiten deutlich zugenommen, die die Effekte körperlicher Aktivität auf das Herz-Kreislauf-System bei gesunden und bei herzkranken Menschen untersucht haben. Hierbei wurden die zunächst vermuteten günstigen Wirkungen – unter bestimmten Voraussetzungen – vielfach wissenschaftlich bestätigt.

Die meisten Untersuchungen liegen zur koronaren Herzkrankheit und zum Bluthochdruck vor. Hierbei konnte ein günstiger Effekt sowohl als Schutz vor erstmaligen Erkrankungen (primäre Prävention) als auch als Schutz bei bereits Erkrankten (sekundäre Prävention) eindeutig nachgewiesen werden.

> Positive gesundheitliche Effekte durch Bewegung lassen sich vor allem auf folgende **physiologische Veränderungen** zurückführen:
>
> - Ökonomisierung der Herzarbeit
> - Erniedrigung des Blutdrucks
> - Verminderung der Gerinnungsneigung des Blutes

Ökonomisierung der Herzarbeit

Hinter diesem zunächst wenig eingängigen Begriff verbirgt sich die Tatsache, dass das Herz durch regelmäßige körperliche Aktivität beginnt wirtschaftlicher zu arbeiten: Es schlägt in Ruhe sowie unter Belastung langsamer und pumpt dabei während jedes Herzschlags eine größere Menge Blut in den Körper. Die Erniedrigung der Herzfrequenz durch regelmäßiges Training, die bei einem Hochleistungssportler in Ruhe sogar unter 40 Schlägen pro Minute liegen kann, führt insbesondere dazu, dass das Herz zum Arbeiten weniger Sauerstoff benötigt.

Außerdem kann es sich in den längeren Zeiträumen zwischen zwei Herzschlägen mit mehr Blut füllen. Dies führt über einen Reflex (Frank-Starling-Mechanismus, s. S. 15) zu einer Zunahme des Schlagvolumens, ohne dass der Sauerstoffverbrauch im Herzmuskel deutlich ansteigt.

Und schließlich bewirkt die längere Pause zwischen zwei Herzschlägen eine bessere Versorgung des Herzmuskels mit Sauerstoff und Nährstoffen, da die Durchblutung des Herzens über die Herzkranzgefäße nur in der Ruhephase (Diastole) erfolgt. Dies kommt vor allem Patienten mit einer koronaren Herzkrankheit sowie Herzkranken zugute, bei denen der Herzmuskel aufgrund eines Bluthochdrucks oder einer verengten Herzklappe verdickt ist.

Erniedrigung des Blutdrucks

Durch regelmäßige körperliche Aktivität, insbesondere durch dynamisches Ausdauertraining (s. S. 34 u. 37 ff), lässt sich ein erhöhter Blutdruck oftmals senken. Dies ist vor allem der Fall, wenn der Blutdruck nur leicht bzw. nur unter Belastung erhöht ist.

> An der Blutdruck senkenden Wirkung sportlicher Aktivität sind im Wesentlichen **drei Faktoren** beteiligt:
> - die direkte Wirkung des Trainings auf den Blutdruck
> - der indirekte Effekt durch Senkung des Körpergewichts
> - die allgemein gesündere Lebensführung von körperlich aktiven Menschen

Direkte Blutdruck senkende Wirkung. Dass vermehrte Bewegung den Blutdruck direkt zu senken vermag, geht aus mehreren Studien hervor, bei denen Menschen drei bis acht Monate lang ein spezielles Bewegungsprogramm absolvieren mussten. Dabei sank, unabhängig von der Gewichtsabnahme, der obere (systolische) Blutdruckwert um durchschnittlich 12 mm Hg und der untere (diastolische) um 8 mm Hg.

Als Ursachen für diese direkte Blutdrucksenkung werden verschiedene Mechanismen diskutiert, von denen einige bisher rein hypothetisch sind. Eine wichtige Rolle dürfte die Umstellung des vegetativen Nervensystems spielen, die auch für die Verlangsamung des Herzschlags (mit) verantwortlich ist: Da die Muskulatur trainierter Menschen ökonomischer arbeitet, kann der anregende sympathische Anteil des vegetativen Nervensystems zurückgeschaltet werden. So überwiegt vor allem in Ruhe der beruhigende Einfluss des Parasympathikus, was sich auch positiv auf einen zuvor erhöhten Blutdruck auswirkt.

Außerdem reagieren die Blutgefäße bei sportlich aktiven Menschen auf innere und äußere Stressreize nicht so schnell mit einer Verengung wie das bei Menschen mit Hochdruck der Fall ist.

Schließlich kommt der Verminderung eines erhöhten Insulinspiegels, wie er vor allem bei Übergewichtigen angetroffen wird, eine wesentliche Bedeutung zu. Sobald eine große Insulinmenge im Blut kreist, scheidet die Niere weniger Kochsalz aus. Ein erhöhter Kochsalzspiegel im Blut wiederum kann den Blutdruck erhöhen. Darüber hinaus fördert Insulin das Wachstum von Muskelzellen in den Blutgefäßen, die sich dann auf verschiedene Reize hin kräftiger zusammenziehen können und ebenfalls zur Steigerung des Blutdrucks beitragen. Und schließlich erhöht Insulin die Freisetzung der Stresshormone Adrenalin und Noradrenalin aus der Nebenniere, die den Blutdruck zusätzlich nach oben treiben.

Körperliche Arbeit wiederum *senkt* den Insulinspiegel, wodurch die Abnahme des Blutdrucks bei regelmäßigem Training zumindest zum Teil erklärt werden kann. Sicherlich gibt es noch weitere, zum Teil unbekannte Faktoren, welche zur direkten Senkung des Blutdrucks durch körperliche Aktivität beitragen.

Indirekte Blutdruck senkende Wirkung. Ebenso wichtig wie die direkte Wirkung des Sports auf den Blutdruck sind der vermehrte Kalorienverbrauch und die damit verbundene Gewichtsabnahme. Zwar verbraucht man bei schnellem Gehen (Walking) in 30 Minuten nur 150 Kalorien, dennoch summiert sich dieser Effekt bei täglichem Training zu einer Gewichtsabnahme von einem halben bis zu einem Kilogramm pro Monat.

Durchschnittlich bewirkt ein **Gewichtsverlust** von nur einem Kilogramm eine **Blutdrucksenkung** des oberen Wertes von **3 mm Hg** und des unteren Wertes von **2 mm Hg.**

Fünf Kilogramm Gewichtsabnahme würden sich schon mit einer Senkung des Blutdrucks um 15/10 mm Hg niederschlagen.

Verbesserung der Herzdurchblutung durch die Herzkranzgefäße

Ob durch regelmäßige körperliche Aktivität neue Äste der Herzkranzge-fäße wachsen können, um das Herz mit mehr Sauerstoff und Nährstoffen zu versorgen, ist bisher ungeklärt. Zwar gibt es im Tierexperiment Hin-weise darauf, dass sich zumindest kleine Nebengefäße durch regelmäßi-ges Training vergrößern können, beim Menschen konnte dies mit den bisher verfügbaren Methoden aber nicht nachgewiesen werden.

Bei Menschen mit hohem Blutdruck, koronarer Herzkrankheit, erhöh-tem Cholesterinspiegel sowie bei Rauchern ist die Regulation der Herz-durchblutung häufig gestört. Die normalisierende Wirkung körperlicher Betätigung spielt in dieser Beziehung eine unumstritten wichtige Rolle.

Blutgefäße können sich erweitern oder verengen, je nachdem, wie viel Blut in dem Organ oder Gewebe, das sie versorgen, gerade benötigt wird. Neben der Regulation dieser Eng- und Weitstellung durch das vegetative Nervensystem kontrolliert die innere Schicht der Blutgefäße selbst diese Funktion. Dieses so genannte Endothel, das alle Blutgefäße wie eine Ta-pete auskleidet und die Barriere zwischen Blutstrom und Gefäßwand bil-det, produziert Stoffe, die für die Selbstregulation der Weit- und Engstel-lung verantwortlich sind.

So setzt das Endothel z. B. vermehrt das gefäßerweiternde Stickstoffmon-oxid (NO) frei, wenn verstärkt Blut durch das Gefäß fließt, weil dieses z. B. einen arbeitenden Muskel stärker mit Sauerstoff versorgen muss. Diese normale Regulation der Gefäßfunktion ist, wie schon erwähnt, bei Men-schen mit hohem Blutdruck, koronarer Herzkrankheit, Fettstoffwechsel-störungen und Rauchern gestört. Bei diesem Personenkreis werden auf einen entsprechenden Reiz hin die Blutgefäße nicht mehr ausreichend weit gestellt.

Die gestörte Endothelfunktion kann z. B. medikamentös, aber auch durch körperliche Belastung wieder verbessert werden. Durch die zuneh-mende Durchblutung bei körperlicher Aktivität und die dadurch ver-stärkten Scherkräfte, die nun auf das Endothel einwirken, wird eine größere Menge des gefäßerweiternden Stickstoffmonoxids vom Endothel hergestellt und die vorzeitige Inaktivierung dieses Stoffes (z. B. durch freie Radikale) verhindert.

So erklärt sich z. B., warum Menschen mit Angina pectoris aufgrund ei-ner koronaren Herzkrankheit schon nach kurzer Zeit eines regelmäßig durchgeführten körperlichen Ausdauertrainings – auch wenn es nicht sehr intensiv ist – weniger Beschwerden haben. Selbst einige für die Krankheit typische EKG-Veränderungen können wieder verschwinden.

Diese normalisierende Wirkung körperlicher Aktivität auf die gestörte Endothelfunktion wird auch bei Menschen mit Herzschwäche (Herzinsuffizienz) genutzt, die unter anderem aufgrund dieser Funktionsstörung nur wenig belastbar sind und schnell ermüden. Durch wenig intensives, aber regelmäßig durchgeführtes körperliches Ausdauertraining können diese Menschen ihre Belastbarkeit und damit auch ihr Wohlbefinden deutlich steigern.

Verbesserung der Energiegewinnung im Muskel

Durch regelmäßiges Ausdauertraining – auch schon bei geringer Intensität – können die einzelnen Fasern im Muskel an Dicke zunehmen. Der Muskel vergrößert sich, wodurch er mehr Arbeit leisten kann. Umgekehrt steht bei gleicher Belastung mehr Muskelkraft zur Verfügung.

Für jede Zusatzbelastung benötigt die Muskulatur mehr Sauerstoff und Nährstoffe aus dem Blut. Wie schon erwähnt, reagiert bereits die untrainierte Muskulatur auf jede Belastung mit einer Eröffnung und Weitstellung der Haargefäße (Kapillaren), über die sie Sauerstoff und Nährstoffe erhält. Während man früher annahm, dass durch regelmäßiges Training die Zahl der kleinen Haargefäße größer werden würde, weiß man heute, dass vielmehr die Fähigkeit der vorhandenen Kapillaren zunimmt, sich unter Belastung zu erweitern. Auf diese Weise strömt mehr Blut in den arbeitenden Muskel.

Eine der wichtigsten Auswirkungen eines regelmäßigen Ausdauertrainings ist jedoch die Vermehrung der so genannten Kraftwerke der Zelle (Mitochondrien), mit deren Hilfe die Muskelzelle aus den Nährstoffen Zucker und Fettsäuren Energie gewinnt. Je mehr dieser Mitochondrien einem Muskel zur Verfügung stehen, desto mehr Energie kann er gewinnen – sofern gleichzeitig genügend Sauerstoff über die geöffneten und erweiterten Kapillaren angeliefert wird.

Bei einem trainierten Muskel sind diese Mechanismen optimal an die Mehrarbeit angepasst: Ein solcher Muskel kann eine entsprechend größere Leistung erbringen, ohne dass das Herz eine größere Menge Blut in den Körper pumpen muss. Diese wirtschaftlichere Arbeitsweise der trainierten Muskulatur entlastet das Herz in erheblichem Maße, denn dadurch muss das sympathische Nervensystem das Herz nicht so stark zu höherer Leistung antreiben.

Gleichzeitig werden die Stresshormone Adrenalin und Noradrenalin in geringerem Umfang aus dem Nebennierenmark ans Blut abgegeben. Dadurch steigt der Puls nicht so stark an, und das Herz benötigt weniger Sauerstoff zum Arbeiten. Dies ist vor allem für Menschen mit koronarer Herzkrankheit günstig und äußert sich tatsächlich in einer Abnahme von subjektiven Beschwerden (Angina pectoris) unter Belastung.

Verminderung der Gerinnungsneigung des Blutes

Eine akute körperliche Belastung erhöht besonders bei untrainierten Menschen die Gerinnbarkeit des Blutes. Man vermutet hinter dieser Veränderung eine ursprüngliche Schutzwirkung, die den Menschen auf der Flucht oder im Kampf davor bewahren soll, aus einer möglichen Wunde übermäßig Blut zu verlieren.

Im Gegensatz dazu führt regelmäßiges körperliches Training zu einer deutlichen Abnahme der Verklumpungsneigung der Blutplättchen, aus denen sich Blutgerinnsel (Thromben) bilden. Solche Thromben wiederum können kleine und insbesondere arteriosklerotisch veränderte Blutgefäße verstopfen. Gleichzeitig nimmt die Aktivität der Mechanismen zu, die zu einer rascheren Auflösung von einmal gebildeten Blutgerinnseln führen.

Beide Auswirkungen sportlicher Aktivität können dazu beitragen, Menschen mit koronarer Herzkrankheit besser vor einem akuten Herzinfarkt zu schützen: Denn die Bildung eines Blutgerinnsels in einem Herzkranzgefäß ist fast immer die Ursache für einen Infarkt.

Positive Auswirkungen von Bewegung und Sport auf den Stoffwechsel

Mindestens genauso wichtig wie die positiven Einflüsse von körperlicher Aktivität auf Herz und Kreislauf sind deren günstige Wirkungen auf verschiedene Stoffwechselvorgänge, insbesondere im Hinblick auf die Risikofaktoren Übergewicht, Zucker- und Fettstoffwechselstörungen.

Normalisierung eines erhöhten Körpergewichts

Jegliche körperliche Aktivität geht – abhängig von ihrer Intensität – mit einem mehr oder weniger erhöhten Verbrauch an Kalorien einher (s. »Indirekte Blutdruck senkende Wirkung«, S. 21). Auch wenn es im ersten

Moment etwas enttäuschend sein mag, dass zehn Minuten normales Radfahren weniger als 30 Kalorien verbrennen, so summiert sich dieser Effekt doch bei regelmäßigem Ausdauertraining. Auf Dauer wird sich ein Gewichtsverlust einstellen. Außerdem hat sich gezeigt, dass Diät bzw. Kalorien reduzierte Ernährung weitaus erfolgreicher sind, wenn sie durch erhöhte körperliche Bewegung unterstützt werden. Denn der Körper kann seinen Umsatz erheblich zurückschrauben, wenn er nicht genügend Kalorien erhält, so dass er zum Erhalt körperlicher Grundfunktionen letztlich immer weniger Kalorien benötigt.

● **Durchschnittlicher Kalorienverbrauch bei sportlicher Aktivität**

Sportart	Verbrauch (kcal/10 min)	Sportart	Verbrauch (kcal/10 min)
Badminton	80	Ski alpin	90
Bergsteigen	80	Skilanglauf	50–100
Fechten	100	Radfahren (10 km/h)	30
Eislaufen	50–100	Rudern	20–30
Gehen	30–50	Schwimmen Brust	110
Golf	40–50	Schwimmen Rücken	70
Handball	140	Tennis	80
Jogging	100–130	Tischtennis	80
Kegeln	35	Volleyball	70

Durch regelmäßige körperliche Aktivität kann man jedoch den Grundumsatz auf einem höheren Niveau halten, was sich in einem weitaus beeindruckenderen Gewichtsverlust niederschlägt. Und schließlich wirkt Bewegung dem bei jeder Reduktionsdiät unvermeidbaren Abbau von Muskelgewebe zumindest teilweise entgegen.

Ganz besonders gut bewährt hat sich regelmäßige körperliche Aktivität, wenn es darum geht, ein normalisiertes Körpergewicht auf Dauer zu halten und nicht nach Art des viel zitierten Jo-Jo-Effektes die verlorenen Pfunde wieder zuzunehmen. Eine weitere erfreuliche Wirkung von körperlicher Bewegung besteht auch darin, dass man insbesondere während und nach einer sportlichen Betätigung weniger Hunger verspürt.

Senkung erhöhter Blutfette

Körperliche Aktivität, insbesondere regelmäßiges Ausdauertraining, kann sich günstig auf bestehende Fettstoffwechselstörungen auswirken. So nimmt zwar dadurch der Spiegel des Gesamtcholesterins im Blut nicht wesentlich ab, allerdings verbessern sich die Konzentrationen der Untereinheiten des Cholesterins. Das besonders gefäßschädigende LDL-Cholesterin lagert sich bei übermäßiger Konzentration im Blut in die Gefäßwände ein und führt dort zur Ausbildung von Cholesterin-Seen, den so genannten atherosklerotischen Plaques. Diese sind wiederum häufig Ausgangspunkte von Gefäßverschlüssen, die am Herzen in einem Infarkt münden können. Das Gefäß schützende HDL-Cholesterin kann hingegen in die Gefäßwände eingelagertes LDL-Cholesterin herauslösen und mit dem Blut zur Leber transportieren, wo es weiter verstoffwechselt wird. Es ist also günstig, wenn die Konzentration von LDL-Cholesterin im Blut möglichst niedrig und die von HDL-Cholesterin möglichst hoch ist (s. u.).

Beides kann durch regelmäßige körperliche Aktivität in gewissem Umfang erreicht werden, da sich dann das Verhältnis von HDL-Cholesterin zu LDL-Cholesterin zugunsten des »guten« HDL verschiebt. Und selbst wenn bei schweren Fettstoffwechselstörungen eine fettarme Ernährung und sogar eine medikamentöse Behandlung zur Senkung erhöhter Blutfette notwendig ist, erhöht körperliche Bewegung deren Wirksamkeit

● **Normalwerte für die Blutfette**

	keine weiteren Risikofaktoren	Bluthochdruck, Zuckerkrankheit, Rauchen, KHK in der Familie	arteriosklerotische Gefäßveränderungen, KHK oder Herzinfarkt
Gesamt-Cholesterin (mg/dl)	< 250	< 200	< 180
LDL-Cholesterin (mg/dl)	< 160	< 130	< 100
HDL-Cholesterin (mg/dl)	> 40	> 40	> 40
Triglyceride (mg/dl)	< 200	< 200	< 200

und hilft dabei, die Dosis der Medikamente zu senken. Auch ein erhöhter Spiegel der so genannten Neutralfette (Triglyceride), die ebenfalls als Risikofaktor für die koronare Herzkrankheit gelten, nimmt unter regelmäßiger Bewegung ab.

Verbesserung des Zuckerstoffwechsels

Aufgrund von Überernährung und Übergewicht entsteht nicht selten ein gestörter Zuckerstoffwechsel, der schließlich in einen Typ-2-Diabetes übergeht. Diese am weitaus häufigsten anzutreffende Form der Zuckerkrankheit wurde früher auch gerne Alterszucker genannt, obwohl sie heute immer häufiger bei jüngeren Menschen und sogar schon bei Kindern auftritt. Bereits ein gestörter Zuckerstoffwechsel, bei dem der Blutzucker nur nach dem Essen höher als beim Gesunden ansteigt, ist ein bedeutender Risikofaktor für Gefäßerkrankungen, deren Folgen eine koronare Herzkrankheit mit Herzinfarkt, Schlaganfälle, Nierenversagen und Erblindung sein können.

Die Hauptaufgabe des Hormons Insulin besteht darin, Zucker aus dem Blut in die Zellen zu schleusen. Wird dem Körper ständig zu viel Nahrung angeboten, die er – insbesondere seine Muskeln – nicht verbrauchen kann, wehrt er sich, indem er an seinen Zellen die Bindungsstellen (Rezeptoren) für Insulin abbaut. Zucker bleibt nun in hoher Konzentration im Blut zurück. Die Bauchspeicheldrüse reagiert darauf, indem sie noch mehr Insulin ausschüttet, um mit einiger Mühe doch noch mehr Zucker in die Zellen zu transportieren.

Bereits zu diesem Stadium des erhöhten Insulinspiegels und der gestörten Zuckerverwertung ist dies in einem Belastungstest messbar, während der Zuckerspiegel im nüchternen Zustand noch normal ist. Schon jetzt kann man Schädigungen an den arteriellen Blutgefäßen finden. Ist eines Tages die Kapazität der Bauchspeicheldrüse zur Bereitstellung großer Insulinmengen erschöpft, beginnt die Zuckerkrankheit offenkundig zu werden: Die Blutzuckerspiegel sind nun auch im nüchternen Zustand über auf 100 mg/dl erhöht.

Körperliche Bewegung und Sport können diesem gefährlichen Risikofaktor entgegenwirken, indem sie zum einen die Muskulatur dazu bringen, mehr Zucker zu verbrauchen, weshalb die Bindungsstellen für Insulin an den Zelloberflächen dann wieder zunehmen. Zum anderen unterstützt Bewegung die bei einem Typ-2-Diabetes meist notwendige Gewichtsabnahme. Wer den Teufelskreis *Überernährung – Übergewicht – erhöhter Insulin-*

spiegel – Zuckerkrankheit frühzeitig durch regelmäßige körperliche Aktivität unterbricht, kann die Zuckerstoffwechselstörung zumindest zum Teil wieder rückgängig machen und sich so vor Erkrankungen von Herz und Kreislauf schützen.

Verringerung der Häufigkeit von Herzerkrankungen und der durch sie bedingten Todesfälle

Viele Effekte von körperlicher Aktivität auf Herz, Kreislauf Stoffwechsel und weitere Körperfunktionen haben bereits für sich genommen günstige Wirkungen auf den Einzelnen: So kann er durch Sport besser ein normales Gewicht halten, einen erhöhten Blutdruck senken und einer Zuckerkrankheit vorbeugen. Dass Sport auch Herzinfarkte verhindern hilft, selbst wenn man schon einmal einen Infarkt erlitten hat, und dass körperliche Aktivität davor schützt, durch Herzkrankheiten früher zu sterben, ist mittlerweile durch eine Vielzahl an Studien belegt worden.

All das ist für jeden Untrainierten Grund genug, möglichst rasch mit dem Training anzufangen und für jeden Sportler, auf keinen Fall damit aufzuhören. Wichtig ist nur, dass der Einzelne seinen Sport und die richtige Dosis der gewählten körperlichen Betätigungsform findet – und sich dabei wohl fühlt.

Positive Auswirkungen von Bewegung und Sport auf Muskeln, Knochen und Gelenke

Kraftzuwachs und Muskelwachstum

Bei länger dauerndem und entsprechend intensivem Training vergrößert sich die trainierte Muskulatur, und die Muskelkraft nimmt zu. Heute ist man der Auffassung, dass hierbei im Muskel vor allem die Fasern in den Muskelzellen an Größe gewinnen; die Zahl der einzelnen Muskelzellen scheint sich nur in geringerem Maß zu erhöhen.

Dieser Gewinn an Kraft und die Zunahme an Muskelgewebe lässt sich durch **isometrisches Krafttraining** sehr rasch und mit relativ geringem Aufwand erreichen. Gerade ein Untrainierter muss einen Muskel nur drei- bis sechsmal täglich mit 60 bis 70 Prozent seiner maximalen Kraft für sechs bis zehn Sekunden anspannen, damit dieser Muskel bereits nach kurzer Zeit messbar kräftiger und dicker wird. Allerdings nimmt

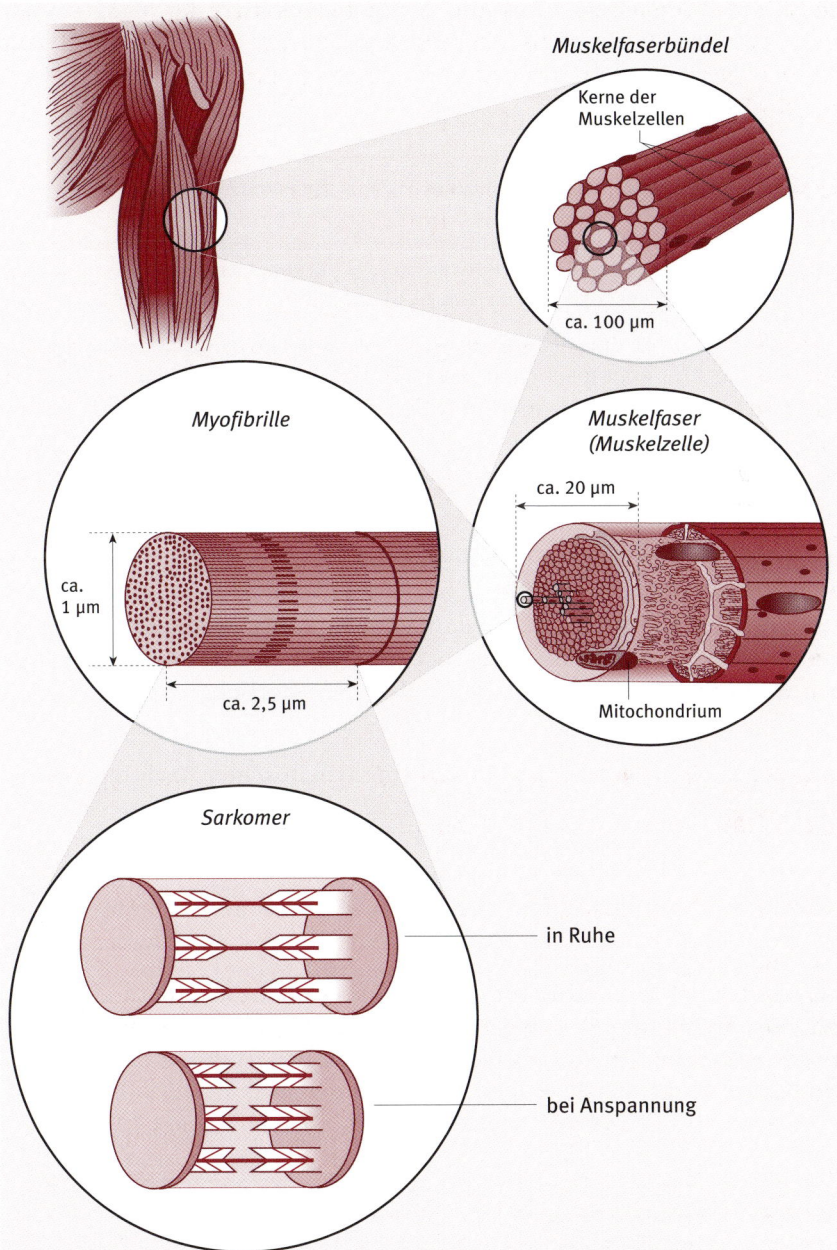

Abb. 3: Aufbau eines Muskels, einer Muskelzelle und einer Muskelfaser

die durch isometrische Übungen gewonnene Kraft (und Muskelmasse) sehr rasch wieder ab, wenn nicht regelmäßig weiter trainiert wird.

● **Trainingsformen und Muskelbeanspruchung**

Trainingsform	isometrisch-statische Übung	dynamische Übung
Beispiel	Halten einer Hantel mit ausgestrecktem Arm	lockeres Laufen
	Der Muskel bleibt ständig angespannt und verändert sich nicht in der Form (statisch).	Auf jede Muskelanspannung folgt eine Entspannung. Der Muskel verändert ständig seine Form (dynamisch).

Ganz anders sieht dies bei dem Zuwachs an Kraft aus, den man durch **dynamisches Training** gewonnen hat. Zwar benötigt man weitaus mehr Zeit und Trainingsaufwand, um durch dynamisches Ausdauertraining ein solches Ziel zu erreichen, dafür hat die dynamische Form des Kraftgewinns aber deutliche Vorteile gegenüber dem statischen (isometrischen) Training.

In erster Linie nimmt bei regelmäßigem, dynamischem Training die Ausdauer der trainierten Muskulatur zu, was bei isometrischen Übungen nicht der Fall ist. Dies wird zunächst allein durch eine verbesserte Koordination der Muskelfasern innerhalb der arbeitenden Muskulatur erreicht. Gleichzeitig stimmen sich auch die anderen, der geübten Bewegung entgegen arbeitenden Muskeln besser mit der arbeitenden Muskulatur ab, sie setzen der Bewegung weniger Widerstand entgegen.

Schließlich nimmt bei regelmäßiger dynamischer Bewegung auch die Muskelmasse zu. Anders als beim isometrischen Training ist dieser Zuwachs von einer gleichzeitigen Zunahme der in den Muskelzellen vorhandenen Mitochondrien begleitet, wodurch der Muskel bei gleicher Herzleistung mehr Energie für seine Arbeit gewinnen kann. Auf diese Weise entlastet eine durch dynamisches Ausdauertraining gekräftigte Muskulatur Herz und Kreislauf (s. Kapitel »Positive Auswirkungen von Bewegung und Sport auf Herz und Kreislauf« , S. 19).

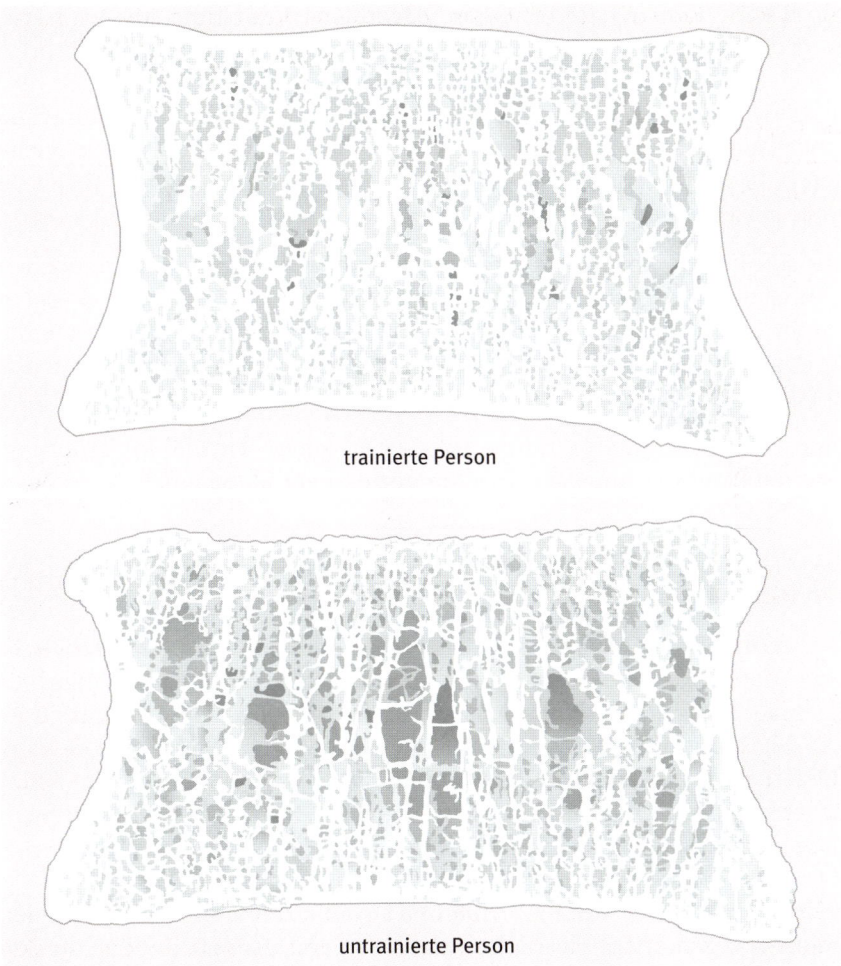

trainierte Person

untrainierte Person

Abb. 4: Knochen einer trainierten und einer untrainierten Person

Wirkungen auf die Knochen

Die Veränderungen, die regelmäßige körperliche Aktivität bei Knochen, Gelenken, Bändern und Sehnen bewirkt, treten weitaus später ein als der Zuwachs an Muskelmasse; dieser kann bereits innerhalb einer Woche beobachtet werden.

Der Druck und Zug, den die Schwerkraft und die an den Knochen ansetzenden Muskeln während körperlicher Aktivität auf den Knochen ausüben, wirkt Knochen bildend. Das bedeutet, dass der Knochen durch Training ebenfalls gekräftigt und so – vor allem in der Jugend – eine hohe Knochenmasse aufgebaut wird. Diese kann äußerlichen Einflüssen, insbesondere dem Knochenabbau durch Bewegungsmangel (z. B. aufgrund einer lang andauernden Krankheit), dem durch hormonelle Veränderungen (z. B. die Wechseljahre bei Frauen) sowie dem natürlichen Abbau im Alter besser widerstehen.

Die kompakte Knochenrinde (Kortikalis) der langen Röhrenknochen nimmt durch regelmäßiges Training an Dicke zu, z. B. ist sie bei einem Läufer doppelt so dick wie bei einem untrainierten Menschen. Auch die in den Röhrenknochen befindlichen Knochenbälkchen verdichten sich entsprechend der auf sie einwirkenden Kräfte.

Eine besonders gute Wirkung auf den Knochen hat das Krafttraining, Ausdauertraining hingegen trägt in geringerem Maße zur Stärkung des Knochens bei.

Wirkungen auf Gelenke, Sehnen und Bänder

Der knorpelige Überzug der Knochenenden in den Gelenken ermöglicht eine reibungslose Bewegung der Knochen gegeneinander und dient als Stoßdämpfer gegen größere Krafteinwirkungen von außen. Während einer Belastung nimmt das Knorpelgewebe von der umgebenden Gelenkflüssigkeit 12 bis 13 Prozent auf, wodurch die Widerstandskraft des Knorpels gegenüber Krafteinwirkungen zunimmt. Nach einer solchen Belastung geht diese physiologische »Knorpelschwellung« wieder zurück.

Bei regelmäßigem Training vermehren sich die Zellen im Gelenkknorpel, sie produzieren mehr elastische Fasern und eine größere Zahl an großen flüssigkeitsspeichernden Molekülen, den so genannten Mukopolysacchariden. Beides führt dazu, dass die Stabilität und die Stoßdämpferfunktion des Knorpels zunehmen. Ob diese Veränderungen allerdings den Knorpel vor der typischen altersbedingten Rückbildung schützen können, ist bisher noch nicht ausreichend geklärt.

Durch regelmäßiges Training nehmen auch die Sehnen und Bänder an Masse zu, außerdem erhöhen sich ihre Zug- und Rissfestigkeit. Allerdings nimmt die Dehnbarkeit der so an die körperliche Aktivität angepassten Sehnen etwas ab.

Positive Auswirkungen von Bewegung und Sport auf Nervensystem und Psyche

Regelmäßige sportliche Betätigung führt auch zu Veränderungen in der hormonellen Regelung: Sie bewirkt eine vermehrte Ausschüttung der so genannten Endorphine. Diese – ähnlich wie Opioide – schmerzlindernd wirkenden Überträgerstoffe des Nervensystems haben vermutlich die Aufgabe, hohe Belastungen für den Körper besser erträglich zu machen. Sie werden nämlich vor allem dann vermehrt ausgeschüttet, wenn der Milchsäurespiegel im Blut über 4 mmol/l ansteigt oder wenn eine Belastung länger als 45 bis 60 Minuten durchgehalten werden muss.

Durch diese hormonellen Veränderungen verbessert intensive körperliche Belastung einerseits die Stimmung und erhöht andererseits die Schmerzschwelle, d.h. Schmerzen werden weniger stark empfunden. Eine weitere günstige Wirkung regelmäßigen körperlichen Trainings besteht darin, dass das Nebennierenmark bei gleicher körperlicher – aber auch bei seelischer – Belastung weniger Stresshormone ausschüttet.

Die wichtigsten Beanspruchungsformen körperlicher Bewegung

Als wichtigste Formen körperlicher Beanspruchung bei Bewegung und Sport gelten die eher konditionellen Eigenschaften Ausdauer, Kraft und Schnelligkeit sowie die vorwiegend koordinativen Eigenschaften Beweglichkeit und Koordination. Zwar sind alle diese fünf Beanspruchungsformen fester Bestandteil nahezu jeder Bewegung, allerdings sind sie bei verschiedenen Bewegungsformen und Sportarten wiederum unterschiedlich stark vertreten.

Welche Rolle die einzelnen Beanspruchungsformen bei sportlicher Betätigung von Menschen mit einer Herzerkrankung spielen, wird im Folgenden näher besprochen.

Ausdauer

Ausdauer ist die Fähigkeit, eine bestimmte Leistung über einen möglichst langen Zeitraum hinweg durchzuhalten. Von **allgemeiner Ausdauer** spricht man, wenn mehr als 1/6 der gesamten Muskulatur des Körpers an der Ausdauerleistung beteiligt ist. Werden bei einer Leistung weniger als 1/6 der Körpermuskeln eingesetzt, spricht man **von lokaler (Muskel-) Ausdauer.**

Regelmäßig durchgeführtes Ausdauertraining hat neben der Verbesserung der Muskelkraft und der Ökonomisierung der Muskelarbeit auch zahlreiche günstige Wirkungen auf Herz und Kreislauf sowie auf Atmung und Nervensystem. Insbesondere dynamische Formen des Ausdauertrainings (s. u.), die an die individuelle Leistungsfähigkeit und die Schwere einer Herzerkrankung angepasst sind, werden Herzkranken immer wieder besonders empfohlen.

Dennoch dürfen bei regelmäßiger sportlicher Betätigung die anderen Komponenten körperlicher Beanspruchung nicht zu kurz kommen.

Kraft

Kraft ist im physikalischen Sinne jeder Einfluss, der den Trägheitszustand eines (physikalischen) Körpers verändert. Muskeln entwickeln Kraft durch Spannung.

Kraft lässt sich vor allem durch isometrisches, aber auch durch dynamisches Training erwerben (s. S. 28 ff). Auch wenn dynamisches Ausdauer- und Krafttraining bei der sportlichen Aktivität von Herzkranken günstiger als ein statisches bewertet wird, macht letzteres auch für Herzpatienten Sinn. Voraussetzung ist allerdings, dass es in vernünftigem Umfang regelmäßig durchgeführt wird und man auf die Besonderheiten der Erkrankung und die Belastbarkeit des Einzelnen Rücksicht nimmt (s. u.). Selbst Patienten mit Herzschwäche können und sollen ein regelmäßiges Krafttraining durchführen, das aber in Intensität und Dauer der Übungen exakt auf ihre generell geringe Belastbarkeit abgestimmt ist (s. S. 120 ff).

Schnelligkeit

Schnelligkeit ist die Fähigkeit, unter bestimmten Bedingungen höchstmögliche Reaktions- und Bewegungsgeschwindigkeiten zu erreichen. Schnelligkeit im Sport setzt sich aus mehreren Komponenten zusammen, wobei Denkprozesse, Wahrnehmung, Willenskraft, Koordination und das Zusammenspiel von Nervensystem und Muskulatur wesentlich beteiligt sind.

Diese Beanspruchungsform spielt bei denjenigen körperliche Aktivitäten, die Herzkranken meist empfohlen werden, keine größere Rolle. Vielmehr wird immer wieder darauf hingewiesen, dass auch bereits bekannte und geübte Bewegungsformen nach einer Herzkrankheit nun langsamer und mit mehr Bedacht ausgeführt werden sollten. Dabei ist es allerdings im Alltag schlichtweg nicht möglich, alle Bewegungen gebremst durchzuführen.

Deshalb dürfte ein gezieltes und der persönlichen Leistungsfähigkeit angemessenes Schnelligkeitstraining, das in ein individuell angepasstes Bewegungs- bzw. Sportprogramm integriert ist und vor allem auf eine Verbesserung von Koordination und Reaktionsfähigkeit zielt, den meisten Menschen mit einer Herzerkrankung zugute kommen.

Maximale Beschleunigung allerdings, wie sie z. B. für einen Sprint benötigt wird, kann Menschen mit vorgeschädigtem Herzen eher schaden. Aber auch hier ist wieder zu beachten, dass gewisse Sportarten wie z. B. verschiedene Mannschaftsspiele, die auf häufige starke Beschleunigung bauen, einigen Menschen auch nach einer Herzerkrankung erlaubt werden können – sofern der Krankheitsgrad und die persönliche Belastbarkeit dies zulassen.

Beweglichkeit (Flexibilität)

> Flexibilität oder Beweglichkeit ist das willkürlich mögliche Bewegungsausmaß in einem oder mehreren Gelenken.

Eine ausreichend große Beweglichkeit gewährleistet, dass eine Bewegung ökonomisch sowie qualitativ gut ausgeführt werden kann. Bei großer Flexibilität gelingen Bewegungen kräftiger, schneller, fließender und leichter. Ein weiterer wichtiger Aspekt ist, dass ein hohes Maß an Beweglichkeit das Verletzungsrisiko vermindert.

Daher gehören Übungen zur Erhöhung der Beweglichkeit in jedes Trainingsprogramm von Herzpatienten. Dies ist unabhängig davon, ob es sich um einen weiterhin sportlich sehr aktiven Menschen mit einer Herzkrankheit handelt oder um einen körperlich nur gering belastbaren Patienten, der z. B. an einer fortgeschrittenen Herzschwäche leidet.

Koordination

> Koordination im sportlichen Sinne resultiert aus dem Zusammenspiel von Nervensystem und Muskulatur im Rahmen eines Bewegungsablaufes.

Je besser die Muskelfasern eines Muskels sowie die verschiedener Muskeln bei einer Bewegung zusammenarbeiten, desto leichter, gezielter und ökonomischer kann diese ausgeführt werden. Bereits durch regelmäßige Koordinationsübungen lässt sich ein gewisses Maß an Muskelkraft trainieren, ohne dass der Muskel an Masse zunimmt.

Besonders für Menschen mit einem stärker geschädigten Herzen und deutlicher Einschränkung der Leistungsfähigkeit kann durch Verbesserung der Koordination die Kraft erhöht und das Herz entlastet werden.

Dynamische (isotone) und statische (isometrische) Belastung

Ausdauer wird vor allem durch regelmäßige dynamische Belastung trainiert. Der Gewinn an Kraft durch regelmäßige Bewegung lässt sich hingegen durch zwei Hauptformen von Belastung erreichen: durch dynamische und durch statische (bzw. isometrische) Belastung. Bei den meisten körperlichen Aktivitäten des Alltags sowie den verschiedenen Sportarten kommen beide Formen gemeinsam vor; allerdings kann das Verhältnis beider Formen zueinander recht unterschiedlich sein.

Bei der dynamischen Belastungsform besteht ein ständiger Wechsel zwischen Kontraktion (Anspannung) und anschließender Entspannung der beanspruchten Muskulatur. Dabei verkürzen sich zunächst die Muskelfasern und verlängern sich anschließend wieder. Typische dynamische Bewegungsformen sind Gehen, Walking, Jogging, Skilanglauf und Schwimmen.

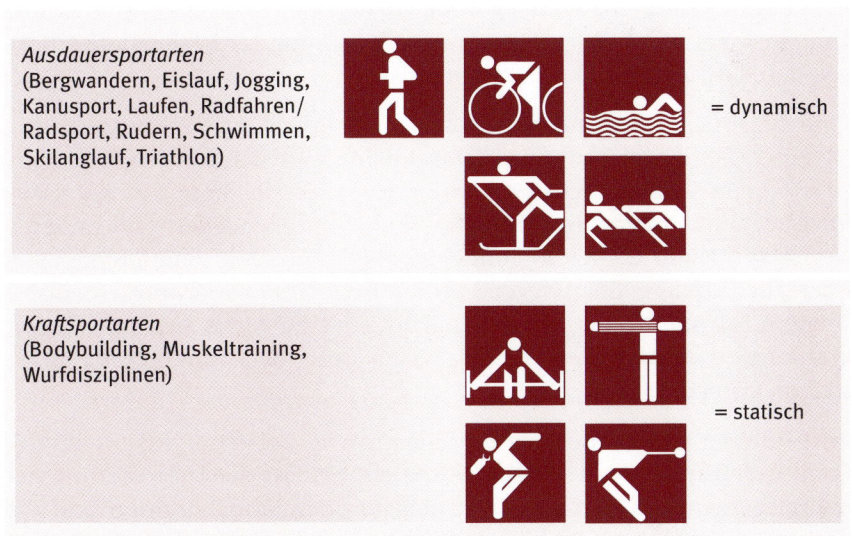

Ausdauersportarten
(Bergwandern, Eislauf, Jogging, Kanusport, Laufen, Radfahren/ Radsport, Rudern, Schwimmen, Skilanglauf, Triathlon)

= dynamisch

Kraftsportarten
(Bodybuilding, Muskeltraining, Wurfdisziplinen)

= statisch

Abb. 5: Beispiele für überwiegend dynamische und statische Belastungen

Dagegen ist die statische oder isometrische Belastung durch reine Spannungsentwicklung in der Muskulatur gekennzeichnet. Ein Beispiel für isometrische Belastungen ist die Haltearbeit: Wenn man z.B. einen Stuhl mit ausgestrecktem Arm zur Seite hochhält, bleibt die in den arbeitenden Muskeln aufgebaute Spannung ständig bestehen. Auch beim Krafttraining an Geräten überwiegen statische Belastungsformen bei weitem.

Bereits aus der Beschreibung der beiden verschiedenen Belastungsformen wird deutlich, dass sie auch unterschiedliche Wirkungen auf Herz und Kreislauf haben müssen.

Auswirkungen dynamischer Belastungen auf Herz und Kreislauf

Ziel der Anpassungsreaktionen von Herz und Kreislauf während einer Belastung ist es, möglichst viel Sauerstoff in die arbeitende Muskulatur zu transportieren. Dies ist bei der dynamischen Belastung sehr gut möglich, da der arbeitende Muskel zwischen zwei Anspannungen immer wieder erschlafft und Blut in ihn einströmen kann. Dazu muss das in der Lunge mit Sauerstoff angereicherte Blut schneller durch den Körper bewegt werden, was vor allem durch eine Zunahme der Herzfrequenz und in geringerem Maße auch durch eine Steigerung der Blutmenge gewährleistet wird, die das Herz pro Schlag pumpt. Da sich gleichzeitig in der arbeitenden Muskulatur die Blutgefäße erweitern, nimmt der Widerstand ab, gegen den das Herz das Blut pumpen muss.

Eine dynamische Belastung führt also nicht unbedingt und zwangsläufig zu einer Blutdruckerhöhung. Tatsächlich steigt der mittlere arterielle Druck beim Laufen nicht wesentlich an, weshalb diese Bewegungsart Menschen mit koronarer Herzkrankheit, Bluthochdruck und anderen Herzkrankheiten zu Recht immer wieder besonders empfohlen wird. Aber auch andere überwiegend dynamische Bewegungsformen, insbesondere Fahrradfahren und Skilanglauf, sind für Menschen mit Herzerkrankungen günstig, da sie den Blutdruck unter Belastung nur mäßig ansteigen lassen.

Ein weiterer Grund, der für die dynamische Belastung als wichtigste Form des Trainings bei Herzpatienten spricht, ist die Verbesserung der Energiegewinnung durch die Vermehrung der Mitochondrien und die Verbesserung der Durchblutung. Auf diese Weise sind die arbeitenden Muskeln mit mehr Sauerstoff und Nährstoffen versorgt, so dass der Einfluss des sympathischen Nervensystems, welches das Herz zu schnellerem Puls und höherer Leistung antreibt, erniedrigt werden kann. Hierdurch erfährt das Herz eine deutliche Entlastung und benötigt weniger Sauerstoff.

Auch das dynamische Ausdauertraining bewirkt einen Zuwachs an Kraft und Muskelmasse, der – im Vergleich zum statischen Krafttraining – zwar erst durch einen erhöhten Trainingsaufwand erreicht wird. Er bleibt letztlich aber länger erhalten – auch dann, wenn das Training für gewisse Zeit unterbrochen werden muss.

Auswirkungen statischer Belastungen auf Herz und Kreislauf

Im Gegensatz zur dynamischen Inanspruchnahme bleibt bei statischer Belastung der arbeitende Muskel ständig angespannt und drückt so die Blutgefäße ab, die ihn eigentlich mit Sauerstoff und Nährstoffen versorgen sollen. Wird ein Muskel jedoch nur mit bis zu 15 Prozent seiner maximalen Kraft angespannt, reicht die Durchblutung noch aus, um ihm Sauerstoff zuzuführen. Erreicht die Anspannung jedoch mehr als 70 Prozent, dann versiegt die Durchblutung vollständig. Daher muss die arbeitende Muskulatur bei statischer Belastung umso mehr Energie über den anaeroben Weg der Energiegewinnung beziehen, je mehr Kraft eingesetzt wird. Die Muskulatur ermüdet dann schon nach wenigen Minuten und die Anspannung muss zurückgenommen werden.

Diese etwa ein bis zwei Minuten andauernde Anspannung ist jedoch kein ausreichender Anreiz für das Herz-Kreislauf-System, die vom Herzen transportierte Blutmenge zu erhöhen: Eine günstige Anpassung von Herz und Kreislauf an die Belastung bleibt also weitgehend aus.

Außerdem steigt der Blutdruck – ebenfalls in Abhängigkeit von der eingesetzten Kraft – bei statischer Belastung weitaus höher an als bei dynamischer. So kann z. B. beim Training mit Hanteln oder dem Ziehen eines Expanders der Blutdruck bereits beim Gesunden auf Werte von 200/120 mm Hg ansteigen.

Für Patienten mit koronarer Herzkrankheit sind gerade diese Blutdruckanstiege gefährlich, da sie zum Einreißen arteriosklerotischer Plaques führen können. Lagert sich an den Einrissstellen ein Blutgerinnsel ab und wird das Gefäß so stark verengt oder gar völlig verschlossen, kann es zu einem akuten Herzinfarkt kommen (s. S. 52).

Nicht vergessen darf man auch die Erhöhung des Blutdrucks, die durch psychische Anspannung z. B. während eines Wettkampfs oder bereits bei einem »Freundschaftsspiel« ausgelöst wird und vor allem für Hochdruckpatienten, KHK-Patienten und andere Herzkranke gefährlich werden kann.

> Generell sind Bewegungsformen bzw. Sportarten, bei denen die statische Kraftentwicklung eine wesentliche Rolle spielt, für Menschen mit koronarer Herzkrankheit, Bluthochdruck und vielen anderen Herzkrankheiten ungünstige Belastungen, von denen meist abgeraten wird.

Dennoch sollten auch Herzpatienten statischen Bewegungsformen nicht völlig aus dem Weg gehen, zumal sie im täglichen Leben immer wieder Belastungen zu bewältigen haben, bei denen eine ausreichende Muskelkraft bei entsprechend ausgebildeter Muskulatur erforderlich ist. Denn je mehr Kraft ein einzelner Muskel zur Verfügung hat, desto weniger Anstrengung – auch im Hinblick auf die Herzleistung – benötigt der Körper, um eine kraftvolle Arbeit zu meistern.

> Im Allgemeinen gilt, dass die Muskulatur bei Herzkranken mit nur **30** bis **50 Prozent** ihrer **maximalen Kraft** trainiert werden sollte.

Grundsätzlich müssen Art und Intensität eines statischen Krafttrainings individuell an die persönliche Leistungsfähigkeit und die Schwere der Erkrankung angepasst werden, wobei der oben genannte Richtwert in einigen Fällen auch überschritten werden kann. Maximale Kraftanstrengungen sollte jedoch jeder Mensch mit einer Herzkrankheit unbedingt meiden.

Prinzipiell gilt, dass die Intensität und Dauer der Kraftanstrengung sowie die Masse der belasteten Muskeln umso niedriger sein muss, je stärker das Herz geschädigt und je geringer die Belastbarkeit eines Patienten ist. Um aber trotzdem eine Muskelkräftigung zu erreichen, sollten diese Patienten dann häufiger trainieren.

Pressatmung

Bei der Entwicklung großer Kräfte, wie sie vor allem bei statischem Krafttraining benötigt werden, kommt es zusätzlich häufig zur so genannten Pressatmung (auch Pressdruck genannt). Dabei atmet man gegen den geschlossenen Kehlkopf aus, wodurch der Druck im Brustraum stark (auf bis zu 200 mm Hg) ansteigt. Grund für diese Reaktion der Atmung auf hohe Kraftanstrengungen ist das Bestreben des Körpers, den Brustkorb und die Wirbelsäule so zu stabilisieren, dass die daran ansetzenden Muskeln maximalen Halt finden.

- Verzichten Sie weitestgehend auf Belastungen, die Pressatmung zur Folge haben.
- Atmen Sie bei großen Kraftanstrengungen bewusst ein und aus.

Die Pressatmung birgt – insbesondere für Menschen mit Herzkrankheiten – eine Vielzahl großer Gefahren. Diese werden nachfolgend näher erläutert und dienen als Gedächtnisstütze für zwei wesentliche Merksätze:

Aufgrund des hohen Drucks im Brustraum werden bei der Pressatmung die großen Venen zusammengedrückt, die das Blut aus dem Körper zum Herzen zurücktransportieren. Durch die **Venenverengung** und die gleichzeitige reflektorische Erhöhung der Pulsfrequenz reduziert sich die Menge an Blut, die vom Herzen in den Kreislauf gepumpt wird, bis auf ein Drittel des Normalwertes. Bei verengten Herzkranzgefäßen mag diese Blutmenge gelegentlich nicht mehr ausreichen, um dem Herzen genügend Sauerstoff zuzuführen. Dieser Sauerstoffmangel kann gefährliche Herzrhythmusstörungen und gelegentlich sogar einen Herzinfarkt oder ein akutes Herzversagen verursachen.

Vor allem nach der Pressatmung fällt der **arterielle Blutdruck** zunächst stark ab, was schon bei Gesunden zu einer Ohnmacht führen kann. Danach steigt der Blutdruck – bedingt durch den jetzt vermehrten Rückfluss von venösem Blut zum Herzen – wieder sehr stark an. Insbesondere bei Hochdruckpatienten kann es zu Blutdruckanstiegen auf 300/200 mm Hg und mehr kommen, und selbst bei Gesunden wurden systolische Blutdruckanstiege bis 400 mm Hg gemessen. Solche Blutdruckspitzen sind potenziell gefährlich, da sie z.B. Gehirnblutungen auslösen oder zum Einreißen arteriosklerotischer Plaques bei Patienten mit koronarer Herzkrankheit führen können – mit der Folge eines Herzinfarkts (s.S.52).

Außerdem **sinkt der Puls** aufgrund von verschiedenen Reflexen im Rahmen des Pressdrucks, und es können als Folge gefährliche Herzrhythmusstörungen auftreten. Sie sind beim gesunden Menschen in aller Regel ungefährlich, bei Patienten mit vorgeschädigtem Herzen können sie jedoch Kammerflimmern verursachen und zum Tode führen.

Um solche bedrohlichen Folgen des Pressdrucks zu vermeiden, ist es wichtig, bei starken körperlichen Anstrengungen ganz bewusst zu atmen und **auf keinen Fall den Atem anzuhalten**. Wer sich häufig bewegt bzw. regelmäßig Sport treibt, sollte sich angewöhnen, während wenig belastender Phase ein- und bei maximalen Kraftanstrengungen immer **auszuatmen**.

Methoden und Kriterien zur Bestimmung der Belastbarkeit

Die zuvor beschriebenen günstigen Wirkungen sportlicher Aktivität darf und soll auch jeder Mensch nutzen, dessen Herz durch einen Infarkt, einen Klappenfehler, hohen Blutdruck oder eine andere Herzerkrankung Schaden genommen hat. Körperliche Aktivität ist für den Herzkranken nicht weniger gesund als für den Gesunden. Allerdings kommt es darauf an, dass jeder diejenige sportliche Aktivität findet und ausübt, die individuell auf seine Belastbarkeit, die Schwere seiner Krankheit sowie auf seine Fähigkeiten und Vorlieben abgestimmt ist. Grundsätzlich gelten für Arzt und Herzpatient folgende **Richtlinien**:

- gründliche **aktuelle Untersuchung** vor Aufnahme einer neuen körperlichen Belastung oder einer zuvor ausgeübten Sportart durch körperliche sowie apparative Untersuchung (Belastungs-EKG, Echokardiographie, Langzeit-EKG)
- sorgfältige **Anamnese**
- gründliche **Überprüfung der Belastbarkeit** des Patienten vor der Herzerkrankung
- medizinisch begründete Limitierung von Art und Ausmaß der angestrebten Sportart, Entwicklung eines individuell abgestimmten **Bewegungsprogramms**

Aktuelle Untersuchung. Vor jeder neuerlichen körperlichen Belastung oder der Wiederaufnahme einer früher ausgeübten Sportart muss der Herzkranke genau untersucht werden. Dazu gehört die **körperliche Untersuchung** und die exakte Erhebung der Krankengeschichte. Ganz besonders ist darauf zu achten, wann bzw. bei welcher Belastung Beschwerden auftreten, ob diese Beschwerden im Zusammenhang mit der Herzkrankheit stehen und ob weitere Erkrankungen (z. B. Diabetes mellitus bei koronarer Herzkrankheit) die Belastbarkeit durch zusätzliche Risiken einschränken.

Der wichtigste apparative Test ist das **Belastungs-EKG**, das von einem kardiologisch und möglichst auch sportmedizinisch ausgebildeten Arzt

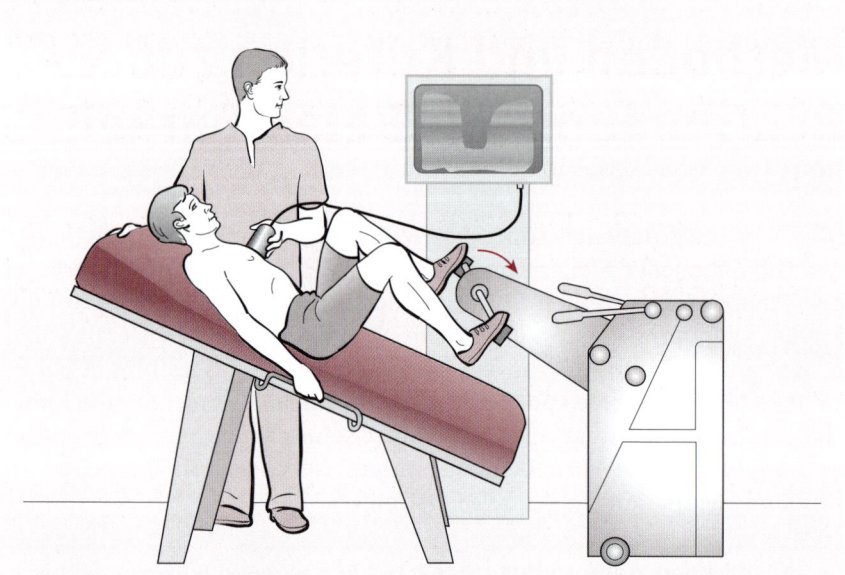

Abb. 6: Patient bei der Belastungs-Echokardiographie

durchgeführt werden sollte. Das Belastungs-EKG gibt in erster Linie Aufschluss darüber, wie belastbar ein Patient ist, ob unter der Belastung der Blutdruck zu stark oder nicht ausreichend ansteigt, ob die Belastung Rhythmusstörungen auslösen kann oder ob sich Zeichen einer Minderdurchblutung des Herzens in Form von typischen EKG-Veränderungen zeigen.

Eine weitere meist unerlässliche, risikolose und schmerzfreie Untersuchungsmethode im Vorfeld einer zukünftigen sportlichen Betätigung ist die **Ultraschalluntersuchung des Herzens** (Echokardiographie). Mit dieser einfach durchzuführenden Methode kann man die Größe des Herzens und der einzelnen Herzhöhlen, die Dicke der Herzwände, Form und Funktion der Herzklappen, die Kontraktionsfähigkeit des Herzens sowie verschiedene Herzfehler darstellen. Außerdem lässt sich die Herzleistung annähernd genau berechnen.

In manchen Fällen ist es auch sinnvoll, eine Echokardiographie unter Belastung (Stress-Echokardiographie) durchzuführen. Hierbei wird der Patient genauso wie beim Belastungs-EKG auf einem Standfahrrad zunehmend stark belastet, während der Arzt mit einem Ultraschallgerät die Beweglichkeit des Herzmuskels beobachtet. Wird ein Teil des Herzmuskels bei erhöhtem Sauerstoffbedarf unter Belastung aufgrund eines verengten Herzkranzgefäßes nicht ausreichend mit Blut versorgt, kann sich dieses Gebiet des Herzens nicht richtig zusammenziehen. Auf dem Monitor ist diese durch den Sauerstoffmangel bedingte Leistungsminderung eines Teils des Herzens als so genannte Wandbewegungsstörung erkennbar.

Die dritte apparative Untersuchung, die bei vielen Herzkrankheiten durchgeführt werden sollte, ist das **Langzeit-EKG**. Auf dem über 24 Stunden aufgezeichneten EKG lassen sich alle Arten von Rhythmusstörungen nachweisen und ein möglicher Zusammenhang mit körperlichen Aktivitäten herstellen. Deshalb sollte ein Langzeit-EKG immer unter den üblichen alltäglichen Belastungen abgeleitet werden, bei sportlich aktiven Patienten auch während des Sports.

Anamnese. Zusätzlich zu den aktuellen Untersuchungsbefunden wird der Arzt **frühere Ergebnisse** von weiterführenden Untersuchungen, z.B. einen Herzkatheterbericht, heranziehen, um die Belastbarkeit und Sportfähigkeit eines Herzpatienten zu beurteilen.

Überprüfung der Belastbarkeit. Neben den klinischen Untersuchungsergebnissen ist von Bedeutung, wie gut der Patient vor seiner Krankheit belastbar war, ob und welchen Sport er betrieben hat. So hat sich gezeigt, dass Patienten, die nach einem Herzinfarkt erstmals alpin Ski fahren, durch das Erlernen dieser Sportart in hohem Maße gefährdet sind, da Blutdruck und Puls unter Belastung hierbei stark ansteigen. Dagegen sind Herzinfarktpatienten, die bereits vor ihrem Infarkt regelmäßig alpin Ski gefahren sind und in dieser Sportart Übung haben, keiner größeren Gefährdung ausgesetzt.

Bewegungsprogramm. Schließlich kommt es immer auch darauf an, **auf welche Weise** eine sportliche Betätigung ausgeführt wird. So sollten Herzpatienten die maximalen Beschleunigungen und Kraftanstrengungen bei Mannschaftssportarten – z.B. wettkampfmäßig betriebenes Hand- oder Volleyballspiel – oder Ähnliches weitgehend meiden. Allerdings wird auch in Herzsportgruppen sehr gerne Volleyball gespielt – dann aber mit veränderten Regeln. So muss z.B. vor jedem erneuten Ballkontakt der Volleyball zuerst auf dem Boden aufkommen. Dies verhindert, dass Patienten auf den Ball zusprinten, und gönnt den Spielern stattdessen in dem Moment, in der er auf dem Boden aufspringt, eine kleine Ruhepause für Puls und Blutdruck.

Ähnliches gilt für das Krafttraining, das bei geringer Intensität auch für Herzpatienten sinnvoll sein kann, insbesondere dann, wenn es darum geht, eine schwach ausgebildete Muskulatur aufzubauen oder einzelne geschwächte Muskelgruppen gezielt zu trainieren.

Neben diesen Aspekten ist es auch wichtig, dass der Herzkranke wieder möglichst vielen seiner **Lieblingssportarten** – wenn auch vielleicht in etwas reduzierter Form – nachgehen kann. Gleichzeitig sollte er aber, um die Gesundheit von Herz und Kreislauf optimal zu fördern, zusammen mit dem Arzt ein auf ihn abgestimmtes **Bewegungsprogramm** entwickeln, das alle wichtigen gesundheitsfördernden Aspekte wie z. B. regelmäßiges dynamisches Ausdauertraining, mäßiges Krafttraining sowie Übungen zur Flexibilität und Koordination berücksichtigt. Abschließend runden ausreichende Ruhe- und Entspannungsphasen das körperliche Training ab.

Belastungs-EKG

Wichtigste Grundlage zur Beurteilung der individuellen Belastbarkeit ist, wie schon gesagt, das Belastungs-EKG, das jeder Herzpatient vor der Aufnahme sportlicher Betätigungen durchführen muss. Dabei sollte eine eingreifende Behandlung wie z. B. eine Ballondilatation verengter Herzkranzgefäße, ein rhythmuschirurgischer Eingriff oder ein operativer Klappenersatz so weit zurückliegen, dass eine körperliche Belastung wieder ohne größere Risiken möglich ist.

> Während der Untersuchung zur Beurteilung der Belastbarkeit sollte der Patient alle Medikamente einnehmen, die er auch im Alltag benutzt, da einige ihrer Wirkstoffe das Verhalten von Puls und Blutdruck unter körperlicher Aktivität stark beeinflussen.

Die Belastung wird in den meisten Fällen auf einem Fahrradergometer im Sitzen durchgeführt, wobei die Belastung alle zwei Minuten um 25 Watt zunimmt. Am Ende jeder Belastungsstufe wird ein EKG aufgezeichnet und Blutdruck sowie Puls gemessen. Gleichzeitig wird eine EKG-Ableitung auf den Monitor übertragen, auf dem der untersuchende Arzt vor allem auf Rhythmusstörungen achtet. Abgebrochen wird die Untersuchung erst dann,

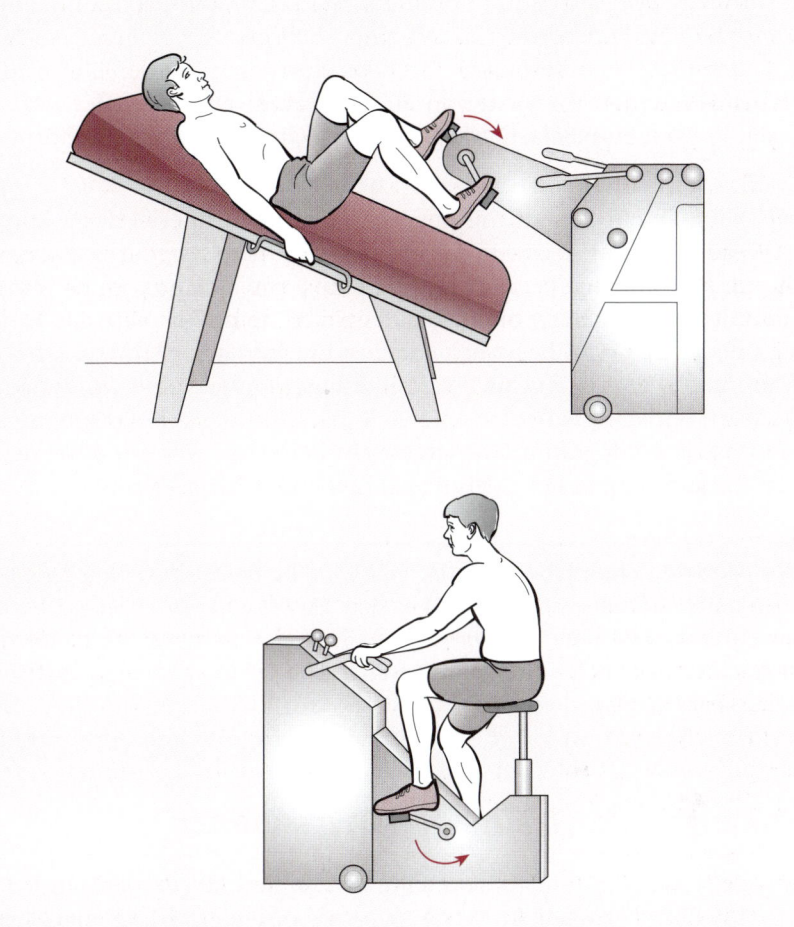

Abb. 7: Patient beim Belastungs-EKG

- wenn der Patient zu erschöpft ist um weiterzumachen,
- wenn Blutdruck oder Puls zu stark oder zu gering ansteigen,
- wenn Rhythmusstörungen auftreten,
- wenn sich EKG-Veränderungen zeigen, die auf eine Minderdurchblutung des Herzens hinweisen,
- wenn der Patient über Angina pectoris oder andere Beschwerden klagt.

Die höchste Wattzahl, die der Patient ohne Beschwerden und ohne EKG-Veränderungen erreicht, gilt als seine **maximale Belastbarkeit**.

So kann z.B. ein Patient mit koronarer Herzkrankheit nach Aufdehnung verengter Herzkranzgefäße durch einen Ballonkatheter beschwerdefrei und ohne EKG-Veränderungen durchaus eine Belastung von 200 Watt erreichen. Bei einem Gewicht von 80 Kilogramm errechnet der Arzt aus diesen Werten eine Belastbarkeit von 2,5 Watt pro Kilogramm Körpergewicht.

Dagegen mag ein Patient mit ausgeprägten, nicht operierbaren koronaren Verengungen (Stenosen) bereits bei 125 Watt Angina pectoris verspüren. Gleichzeitig kann dieses Ergebnis von Zeichen einer Minderdurchblutung des Herzens im EKG begleitet sein. Dann ist der Patient nicht bis zu 125 Watt belastbar, sondern nur bis zu der Wattzahl, bei der keine Beschwerden und EKG-Veränderungen aufgetreten sind, z.B. bis 100 Watt. In diesen Fall wäre eine 80 Kilogramm schwere Person nur mit 1,25 Watt pro Kilogramm Körpergewicht belastbar, was mit einer deutlichen Einschränkung der Leistungsfähigkeit gleichzusetzen ist.

> Als **normale körperliche Belastbarkeit** gilt eine Belastung von **3 Watt pro Kilogramm Körpergewicht,** wobei ab dem 30. Lebensjahr bei jeder Dekade 10 Prozent abgezogen werden dürfen. Demnach bedeutet eine normale Belastbarkeit für einen 50-Jährigen also eine Leistung von 2,4 Watt pro Kilogramm Körpergewicht.

Trainingspuls (Trainingsherzfrequenz)

Da viele Herzpatienten Medikamente einnehmen, die den Puls insbesondere unter körperlicher Anstrengung stark verändern, kann man diesen nicht nach einer Faustregel bestimmen: Der Puls muss für jeden einzelnen Patienten exakt berechnet werden.

Um eine Überbelastung zu vermeiden, sollten Herzpatienten möglichst auf einer Stufe trainieren, die etwa 60 Prozent ihrer maximalen Belastbarkeit entspricht. Dabei sind kurzfristige leichte Überschreitungen dieses Richtwertes gelegentlich nicht zu vermeiden und auch nicht weiter riskant. Damit ein Patient weiß, wann er seine Grenze von 60 Prozent erreicht, berechnet man anhand des Belastungs-EKG seinen Trainingspuls für genau diese Belastungsstufe.

Als maximaler Puls wird diejenige Stufe herangezogen, die der Patient ohne Beschwerden und ohne EKG-Veränderungen erreicht. Treten also bereits bei 125 Watt Angina-pectoris-Beschwerden, Rhythmusstörungen oder Zeichen einer Minderdurchblutung des Herzens im EKG auf, muss man eine Belastungsstufe zurückgehen und den bei 100 Watt erreichten Puls als Ausgangswert heranziehen. Von diesem maximal beschwerdefrei erreichten Puls wird dann der Ruhepuls abgezogen. Von dem nun errechneten Wert werden 60 Prozent wieder zum Ruhepuls hinzugezählt – und man erhält den Trainingspuls.

Berechnung des Trainingspulses

1. maximal beschwerdefrei erreichter Puls – Ruhepuls = A
2. A x 0,6 + Ruhepuls = **Trainingspuls**

Sobald die medikamentöse Behandlung eines Herzpatienten umgestellt wird, kann sich auch sein Puls in Ruhe und unter Belastung verändern. In diesem Fall muss der Trainingspuls anhand eines neuen Belastungs-EKG noch einmal berechnet werden. Dies mag lästig erscheinen, ist aber aus folgenden Gründen unerlässlich:

- Ein zu intensives Training kann den Patienten gefährden.
- Eine zu geringe Belastung hat keine positiven Auswirkungen auf Herz und Kreislauf.

Ein Herzpatient sollte während des Trainings seinen Puls häufiger messen, um beurteilen zu können, ob er sich zu wenig oder zu stark belastet.

Wie trainieren?

Sobald geklärt ist, auf welcher Belastungsstufe ein Herzpatient trainieren darf und soll, stellt sich die Frage, wie er das Training gestaltet, um bei möglichst geringem Risiko optimale Wirkungen für Herz und Kreislauf zu erzielen.

Für die **Intensität des Trainingsreizes** gilt die bereits im 19. Jahrhundert von **Roux** aufgestellte Regel:

Geringe Reize bringen nichts, mittlere Reize sind nützlich, große Reize schaden.

Damit ein Trainingsreiz auf Dauer die angestrebten Effekte (v.a. Erniedrigung der Herzfrequenz bei Belastung, Senkung des Sauerstoffbedarfs des Herzens) erzielt, muss er eine gewisse Reizschwelle überschreiten. Dabei ist es am günstigsten, wenn der Patient im Bereich der so genannten »Schwelle zwischen aerober und anaerober Energiegewinnung« trainiert (s. S. 11 ff). Wird diese Schwelle jedoch überschritten, kommt es schnell zu einem Anstieg des Milchsäurespiegels, was zur raschen Ermüdung führt. Günstige Kreislaufwirkungen können nicht mehr erzielt werden.

Herzpatienten sollten eine **Trainingsintensität** wählen, die – als Richtwert – bei etwa zwei Dritteln ihrer maximalen Belastbarkeit liegt. Dies ist bei Einhaltung des oben genannten Trainingspulses gewährleistet, der für eine 60-prozentige Belastbarkeitsstufe berechnet wird.

Das absolute Zeitminimum für die **Belastungsdauer** liegt bei 5 bis 10 Minuten, die mindestens zwei- bis dreimal pro Woche absolviert werden müssen. Als optimale Belastungszeit gilt hingegen ein tägliches Training von 30 bis 40 Minuten. Diese Empfehlung wurde in einer Vielzahl von Studien ermittelt, die nach optimaler Trainingsdauer bei Gesunden zur effektiven Herzinfarkt-Vorbeugung suchten.

Minimale und optimale Belastungsdauer

Minimum: 5 bis 10 Minuten, zwei- bis dreimal pro Woche
Optimum: 30 bis 40 Minuten, täglich

Auch wenn sich tägliches Training am günstigsten auswirkt, sollte man zu Beginn eines Bewegungsprogramms mindestens alle zwei bis drei Tage eine Pause einlegen, um den Bewegungsapparat nicht zu überfordern.

Die täglichen 30 bis 40 Minuten Training müssen allerdings keinesfalls in Form von Sport, Gymnastik oder Jogging absolviert werden. Jede Form von Bewegung, die in etwa der Intensität von zwei Dritteln der maximalen Belastbarkeit entspricht bzw. die mit dem errechneten Trainingspuls durchgeführt wird, erzielt die wünschenswerten Trainingseffekte auf Herz und Kreislauf. Das ist auch möglich durch Treppen steigen, rasches Gehen zum Arbeitsplatz und vieles mehr.

Es *muss* also niemand täglich 30 bis 40 Minuten in Park oder Turnhalle sportlich aktiv werden. Dennoch haben einige Studien gezeigt, dass ein Mehr an Bewegung zumindest im Hinblick auf die Verhinderung eines Herzinfarktes zusätzliche Vorteile bringen kann – allerdings nur, wenn sie vernünftig betrieben wird.

Bewegung und Sport bei verschiedenen Herzerkrankungen

Bewegung und Sport bei koronarer Herzkrankheit

Auch wenn nachfolgend die verschiedenen Herzkrankheiten mit ihren Besonderheiten und die dafür empfehlenswerten körperlichen Bewegungsformen und Sportarten dargestellt werden: Es bleibt oberstes Gebot, dass Art und Intensität der körperlichen Aktivität immer auf jeden einzelnen Patienten individuell abgestimmt werden müssen.

Die **koronare Herzkrankheit** ist bedingt durch arteriosklerotische Veränderungen in den Herzkranzgefäßen, die sich in verschiedenen Formen äußern können. Die allgemein auch als Gefäßverkalkung bekannte Arteriosklerose beginnt nach heutiger Auffassung mit einer Schädigung der innersten Schicht der Arterien (Intima), die eine Barriere zwischen Blutstrom und Gefäßwand darstellt. Damit können Entzündungszellen und Cholesterin-Moleküle in die Gefäßwand eindringen. Dort lösen erstere eine Entzündungsreaktion aus; das Cholesterin hingegen lagert sich zu größeren Seen, den so genannten arteriosklerotischen (= atherosklerotischen) Plaques, zusammen.

Vor allem die entzündlichen Veränderungen bewirken, dass mehr Bindegewebe hergestellt wird und sich gleichzeitig die Muskelzellen vermehren, woraufhin die Gefäßwände immer dicker und die Passage für das hindurchströmende Blut immer enger wird. Haben die Veränderungen zu einer Einengung von 75 Prozent und mehr geführt, kann nicht mehr genügend Blut durch das Gefäß hindurchfließen, was insbesondere bei körperlicher Belastung zu einem Sauerstoffmangel am Herzen führt.

Dieser Sauerstoffmangel macht sich als **Angina pectoris** bemerkbar, einem Gefühl von Druck, Ziehen, Schmerz oder Enge, das eben typischerweise zunächst bei körperlicher, aber auch bei seelischer Belastung auftritt und in den Hals, den Unterkiefer, die Arme, den Rücken und sogar den Bauch ausstrahlen kann.

Die Minderdurchblutung eines Teils des Herzmuskels kann ebenso dazu führen, dass das Herz nicht kräftig genug pumpen kann, woraufhin sich das Blut in der Lunge staut und zu Atemnot führt. Weiterhin können in dem minderdurchbluteten Herzmuskel Rhythmusstörungen entstehen, die schlimmstenfalls in Kammerflimmern übergehen. Dies schlägt sich in der tragischen Tatsache nieder, dass sich die koronare Herzkrankheit in 10 Prozent der Fälle mit dem **plötzlichen Herztod** manifestiert.

Gleichzeitig stellen auch die Cholesterin haltigen Plaques eine Gefahr dar: Ihre relativ dünne Oberfläche kann z. B. bei einem starken Blutdruckanstieg einreißen. Dabei reagiert das vorbeifließende Blut wie auf eine Wunde; es bildet sich ein Blutgerinnsel genau über der eingerissenen Plaque, das versucht diese vermeintliche Wunde zu verschließen. Tatsächlich aber verschließt das Blutgerinnsel ein Herzkranzgefäß, so dass der dadurch versorgte Teil des Herzmuskels nun gar keinen Sauerstoff mehr erhält – es entsteht ein **Herzinfarkt**.

Wodurch genau diese Veränderungen in den Herzkranzgefäßen (oder in anderen Arterien des Körpers) entstehen, ist noch nicht genau bekannt. Allerdings weiß man, dass dieser Prozess durch verschiedene **Risikofaktoren** beschleunigt werden kann. Während man die Risikofaktoren männliches Geschlecht und Alter nicht beeinflussen kann, sind Bluthochdruck, Diabetes mellitus, Fettstoffwechselstörungen, Rauchen, Übergewicht und Bewegungsmangel zumindest teilweise von der persönlichen Lebensweise abhängig.

Risikofaktoren der koronaren Herzkrankheit

- **Unbeeinflussbare Risikofaktoren**
  Erbliche Disposition
  Alter
  männliches Geschlecht
- **Beeinflussbare Risikofaktoren 1. Ordnung**
  Fettstoffwechselstörungen
  Bluthochdruck
  Zuckerkrankheit
  Rauchen
  Übergewicht und metabolisches Syndrom
- **Beeinflussbare Risikofaktoren 2. Ordnung**
  Bewegungsmangel
  Stress
  erhöhter Homocysteinspiegel (bei normaler Ernährung sehr selten)
  erhöhtes Lipoprotein a
  verschiedene Gerinnungsstörungen

Aus dieser kurzen Beschreibung der koronaren Herzkrankheit wird bereits deutlich, in welchen verschiedenen Formen und Schweregraden sie sich bei den betroffenen Menschen zeigt. So kann z. B. ein Patient mit gering ausgeprägten Verengungen in den Herzkranzgefäßen (aber ohne Schädigung des Herzmuskels und ohne Nachweis von Rhythmusstörungen) weiterhin auch Sportarten mit hohen Belastungen nachgehen.

Dagegen darf ein Mensch, dessen Herzleistung durch einen schweren Herzinfarkt oder mehrere Infarkte erheblich eingeschränkt ist, grundsätzlich nur noch ein sehr leichtes körperliches Training ausüben. Zwischen diesen beiden Extremen spannt sich ein breites Spektrum verschiedenster Fälle mit ganz unterschiedlichem Befund, Beschwerdebild und unterschiedlicher Belastbarkeit.

Unter solchen Voraussetzungen ist es schwierig, generelle Empfehlungen zu sportlichen Betätigungen von Menschen mit koronarer Herzkrankheit zu geben. Deshalb werden im Folgenden die Patienten in verschiedene Gruppen eingeteilt:

- koronare Herzkrankheit ohne Herzinfarkt
- Zustand nach Herzinfarkt
- koronare Herzkrankheit nach Ballondilatation
- koronare Herzkrankheit nach Bypass-Operation

Koronare Herzkrankheit ohne Herzinfarkt

Solange die koronare Herzkrankheit noch nicht zu einem Herzinfarkt geführt hat, ist zumindest noch kein Teil des Herzmuskels in eine Narbe umgewandelt worden. Somit steht der gesamte Herzmuskel zur Verfügung, um Blut in den Körper zu pumpen. Allerdings können auch hier die Schweregrade der Verengungen in den einzelnen Gefäßen sehr unterschiedlich sein.

Je weniger die Herzkranzgefäße verengt sind und je kürzer die Zeitdauer ist, in der diese Verengungen bestehen, desto weniger dürfte das Herz bereits in Mitleidenschaft gezogen worden sein. Verengungen unter 75 Prozent verursachen, wenn überhaupt, nur bei hohen Belastungen eine Minderdurchblutung am Herzen, so dass ein Patient mit dieser leichten Form der koronaren Herzkrankheit entsprechend seiner Leistungsfähigkeit im Belastungs-EKG Sport treiben kann.

Bei jeder höher gradigen koronaren Herzkrankheit mit Einengungen in den Herzkranzgefäßen von 75 Prozent und mehr kommt es meist schon bei leichteren körperlichen Belastungen zu einer Minderdurchblutung

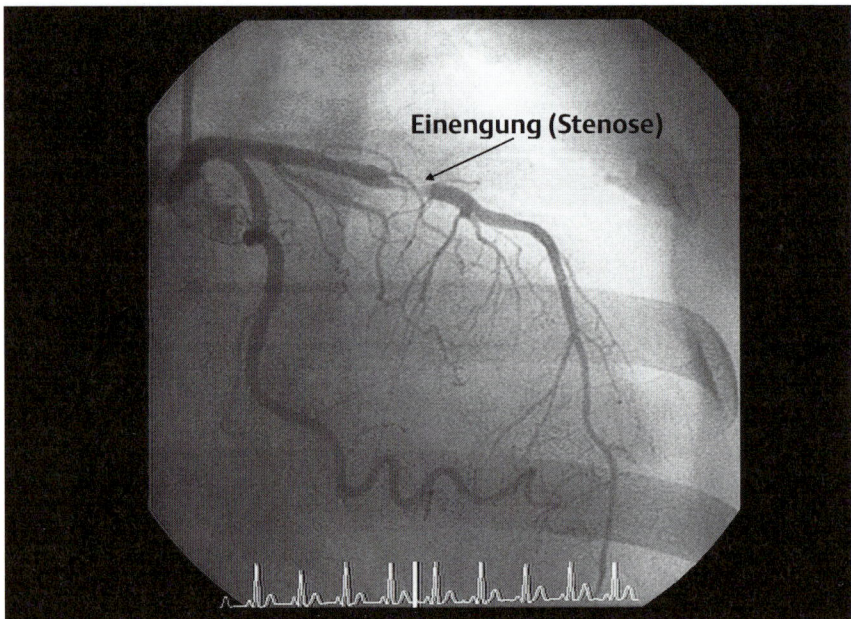

Abb. 8: Koronarangiogramm mit hochgradiger Verengung eines Herzkranzgefäßes

des Herzens, die sich vielfach (aber nicht immer!) in Angina-pectoris-Beschwerden äußert. Einige Menschen nehmen diesen Schmerz, den der Sauerstoffmangel im Herzmuskel hervorruft, jedoch nicht wahr. Dies kommt besonders häufig bei Diabetikern vor, deren Nervensystem durch die Zuckerkrankheit in Mitleidenschaft gezogen ist. Aber auch bei Frauen äußert sich eine Durchblutungsstörung des Herzens oft nicht als typische Angina pectoris, sondern durch Atemnot, Leistungsabfall sowie Schmerzen im Rücken oder im Oberbauch.

Mögliche Symptome einer koronaren Herzkrankheit

- Angina-pectoris-Beschwerden
- Atemnot, Leistungsabfall
- Schmerzen in Rücken oder Oberbauch
- Rhythmusstörungen

Bei jedem Patienten mit einer solchen symptomatischen koronaren Herzkrankheit, die durch höher gradig verengte Herzkranzgefäße bedingt ist, wird man versuchen, diese Engstellen mit Hilfe eines Ballons aufzudehnen und sie anschließend mit einem in das Gefäß eingelegte Metallgeflecht (Stent) möglichst lange offen zu halten. In anderen Fällen, in denen eine solche **Ballonaufdehnung** (Ballondilatation, PTCA) nicht möglich ist, kann man die Engstellen durch einen oder mehrere **Bypässe** überbrücken.

Auf jeden Fall wird der Arzt alles tun, um den Patienten durch einen solchen Eingriff von seinen Beschwerden zu befreien, wodurch seine Lebensqualität und seine Belastbarkeit wieder zunehmen. Patienten, bei denen ein solcher Eingriff nicht möglich ist, sind hingegen in ihrer Belastbarkeit eingeschränkt. Sie sollten sich körperlich nur unterhalb der Schwelle belasten, ab der die Sauerstoffversorgung des Herzens durch die verengten Herzkranzgefäße nicht mehr ausreichend gewährleistet ist. Dies kann sich sowohl in Angina pectoris oder ähnlichen Symptomen sowie in typischen Veränderungen beim Belastungs-EKG zeigen.

Selbst wenn ein Patient mit einer solchen Form der KHK lange Jahre zuvor sogar im Verein Fußball gespielt hat, darf er den hohen Belastungen auf dem Fußballplatz selbst in einer Seniorenmannschaft nicht mehr ausgesetzt werden. Denn die hohen Kraftaufwendungen und die kurzen Sprints beim Fußballspielen lassen den Blutdruck oft sehr stark ansteigen, so dass ein arteriosklerotisch verändertes Herzkranzgefäß sich verschließen und ein akuter Herzinfarkt durch den Sport ausgelöst werden kann.

Eine andere Gefahr zu hoher Belastungen bei Menschen mit höhergradiger KHK sind Rhythmusstörungen, die durch die Minderdurchblutung des Herzens bei zu großer Anstrengung provoziert werden und in tödliches Kammerflimmern übergehen können. Ein fataler Beweis für diese Gefahr ist die Tatsache, dass ein hoher Prozentsatz der plötzlichen Todesfälle beim Sport auf Kammerflimmern beruhen, das meist bei Menschen auftrat, die – oft ohne es zu wissen – an einer koronaren oder (was weitaus seltener der Fall ist) an einer anderen Herzkrankheit litten.

Schließlich gibt es noch Patienten, bei denen die koronare Herzkrankheit zwar nicht zu einem Herzinfarkt geführt hat, der eine Narbe in dem sonst weitgehend gesunden Herzmuskel zurückgelassen und die Herzleistung auf diese Weise eingeschränkt hat. Aber eine lange bestehende koronare Herzkrankheit kann den Herzmuskel auch langsam so weit schädigen, dass seine Leistungsfähigkeit erheblich reduziert ist. Dann stehen meist weniger Angina pectoris oder die Bedrohung durch einen

Herzinfarkt, sondern die Symptome und Risiken der Herzschwäche im Vordergrund, welche oft nur noch geringe körperliche Belastungen zulässt. Für diese Patienten gelten in erster Linie die Richtlinien für körperliche Aktivität, die im Kapitel Herzschwäche dargestellt sind (s. S. 120 ff).

Koronare Herzkrankheit nach Ballondilatation

Wann immer es möglich ist, wird man heutzutage versuchen, stark verengte Herzkranzgefäße mit Hilfe eines Ballons aufzudehnen. Dabei wird – ähnlich wie bei der Herzkatheteruntersuchung – ein Führungsdraht in eine große Arterie in der Leiste (seltener in der Armbeuge oder gar am Handgelenk) eingeführt und bis in die Herzkranzgefäße vorgeschoben. Über diese Leitschiene schiebt der Arzt dann den Ballonkatheter bis zu der verengten Stelle vor und füllt den Ballon dort – unter Röntgenkontrolle – mit Kochsalzlösung (und einem Kontrastmittel). Der also nicht mit Luft »aufgeblasene«, sondern mit Flüssigkeit gefüllte Ballon verbleibt im Durchschnitt 90 Sekunden lang an der Engstelle, danach wird die Flüssigkeit abgelassen und der Ballonkatheter zurückgezogen. Eine zuvor hochgradige Verengung kann dadurch meist stark verringert werden, so dass sie den Blutstrom zum Herzen nun nicht mehr wesentlich behindert.

Etwa ein Drittel der so aufgedehnten Herzkranzgefäße werden innerhalb eines Jahres wieder deutlich enger. Dieser erneuten Verengung versucht man heutzutage vorzubeugen, indem man eine Gefäßstütze aus Metall in die zuvor mit einem Ballon aufgedehnte Arterie einlegt. Der so genannte Stent, der aus einem Edelstahlgeflecht besteht, wird in zusammengefaltetem Zustand ebenfalls über die Führungsschiene in das Herzkranzgefäß vorgeschoben und dort entfaltet. Durch diese Technik konnte die Zahl der erneuten Verengungen in zuvor aufgedehnten Herzkranzgefäßen deutlich verringert werden.

Damit sich in diesem Fremdkörper keine Gerinnsel bilden, erhalten die Patienten (nach momentanem Stand des Wissens) im Anschluss an die Behandlung mindestens einen Monat lang zwei verschiedene Mittel, die auf unterschiedliche Weise die Zusammenballung von Blutplättchen zu einem Gerinnsel verhindern. Danach muss der Gerinnselbildung nur noch mit einem Medikament vorgebeugt werden.

Zwar ist eine Ballondilatation ein relativ leichter und risikoarmer Eingriff, allerdings muss der Patient noch einige Tage lang auf Bewegung

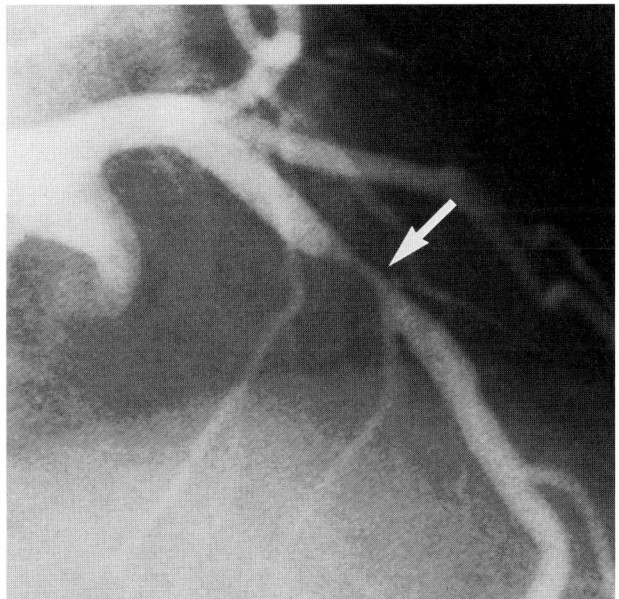

a

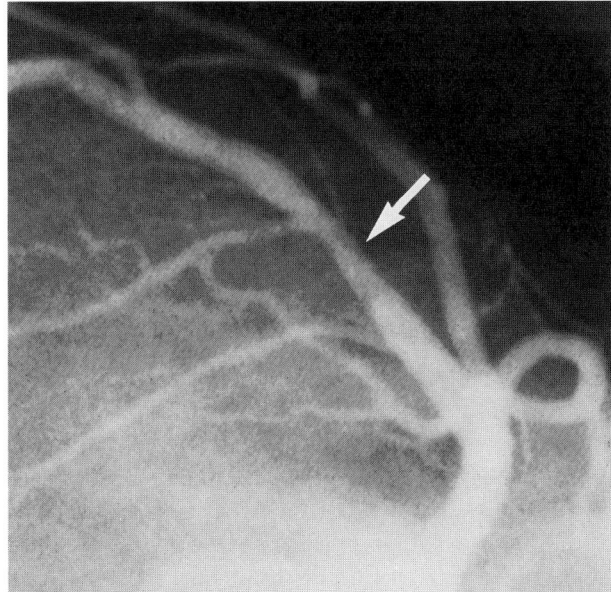

b

Abb. 9: Hochgradige Koronarstenose vor (a) und nach PTCA (b).

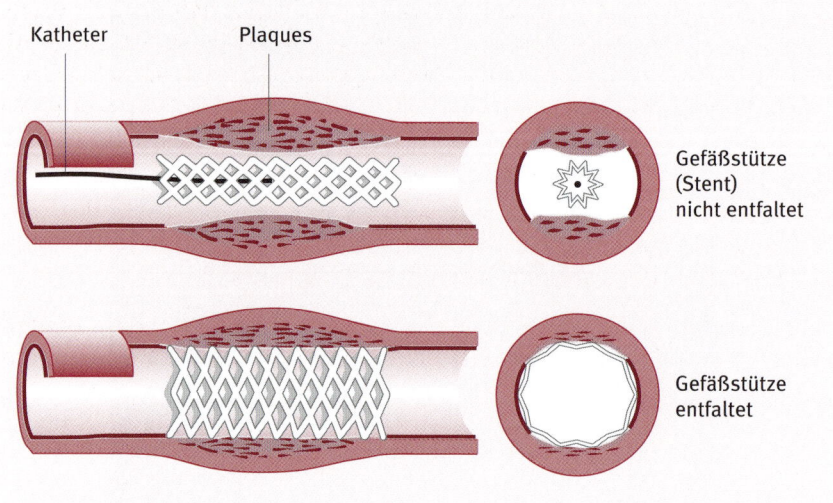

Katheter   Plaques

Gefäßstütze
(Stent)
nicht entfaltet

Gefäßstütze
entfaltet

Abb. 10: Stentimplantation in eine Arterie, nicht entfaltet (oben), entfaltet (unten).

verzichten, damit die Wunde an der Einstichstelle verheilen kann und es nicht zu einer Nachblutung kommt.

Durch diese Behandlung wird eine hoch gradige koronare Herzkrankheit, die mit Beschwerden einhergeht, in eine gering gradige KHK übergeführt und der Patient meist von seinen Angina-pectoris-Beschwerden befreit. Allerdings darf man nicht außer Acht lassen, dass diese Behandlung den Verlauf der Erkrankung (abgesehen von einigen besonders schweren Formen) in keiner Weise beeinflusst. Die koronare Herzkrankheit lässt sich nur dadurch verlangsamen oder vielleicht sogar völlig aufhalten, dass die Risikofaktoren weitestgehend ausgeschaltet werden. Und dazu gehört natürlich auch, dass der Betroffene sich ausreichend und auf eine für ihn angemessene Weise bewegt.

Umgekehrt ist die Beseitigung hochgradiger Engstellen in den Herzkranzgefäßen nicht automatisch der Freibrief dafür, dass der Betroffene sofort wieder jegliche sportliche Betätigung aufnehmen darf, die er früher betrieben hat. Auch nach einer Ballonaufdehnung muss er zunächst mit Hilfe eines Belastungs-EKG seine Belastbarkeit überprüfen lassen. Wenn diese normal ist und bei hoher Belastung keine Rhythmusstörungen, anderer EKG-Veränderungen oder sonstige Beschwerden auftreten, steht der Wiederaufnahme seiner früheren sportlichen Betätigung tatsächlich kaum mehr etwas im Wege.

Dennoch ist es wichtig, dass er auf jede Veränderung achtet, insbesondere auf das neuerliche Auftreten von Angina-pectoris-Beschwerden, Rhythmusstörungen oder auch von plötzlichen Veränderungen seiner Leistungsfähigkeit. All dies kann ein Hinweis darauf sein, dass sich aufgedehnte Engstellen in seinen Herzkranzgefäßen wieder stark verengt haben oder dass an anderen Stellen Verengungen aufgetreten sind. Auch ohne solche subjektiv wahrnehmbaren Veränderungen sollte jeder Sport treibende Herzpatient seine Belastbarkeit jährlich durch ein Belastungs-EKG immer wieder aufs Neue überprüfen lassen.

Dabei lassen sich die meisten neu aufgetretenen Verengungen wiederum durch einen Ballon aufdehnen. Kommt es innerhalb eines Stents zu einer Verengung, erweitert man auch diese und versucht einem erneuten potenziellen Gefäßverschluss durch niedrig dosierte radioaktive Bestrahlung innerhalb des Stents vorzubeugen.

Koronare Herzkrankheit nach Bypass-Operation

Engstellen an den Herzkranzgefäßen werden dann durch eine Bypass-Operation überbrückt, wenn die einfachere und risikoärmere Ballondilatation nicht durchgeführt werden kann. Allerdings ist auch diese Operation nur unter gewissen Voraussetzungen möglich; z.B. muss das Einpflanzen eines Bypasses technisch machbar sein. Bypass-Operationen werden vor allem dann durchgeführt, wenn viele hochgradige Engstellen an mehreren Gefäßen vorhanden und diese für den Ballonkatheter nicht zugänglich sind. Außerdem werden hochgradige Engstellen dann mit einem Bypass umgangen, wenn deren völliger Verschluss zu einem ausgedehnten (und evtl. tödlichen) Infarkt führen würde.

Wann immer möglich nutzt man heute als Material für die Umgehung der Engstelle natürliche Arterien, welche im Brustkorb verlaufen und die Brustmuskulatur mit Sauerstoff versorgen. Sie sind nicht sehr groß, und ihre künstliche Umleitung beeinflusst die Versorgung der Muskulatur kaum, da diese auch über andere Arterien Blut erhält. Reichen diese Brustwandarterien nicht aus, um alle Engstellen an den Herzkranzgefäßen zu überbrücken, entfernt man aus den Beinen oberflächliche Venen und setzt sie als Bypass am Herzen ein.

Diese Venen verändern sich mit der Zeit zwar immer mehr in Richtung von Arterien und passen sich so ihrer neuen Aufgabe an. Erfahrungsgemäß funktionieren jedoch die natürlichen Arterien, die als Bypass eingesetzt werden, länger ohne erneute Verengungen oder gar Verschlüsse und kommen so ihrer neuen Aufgabe besser nach.

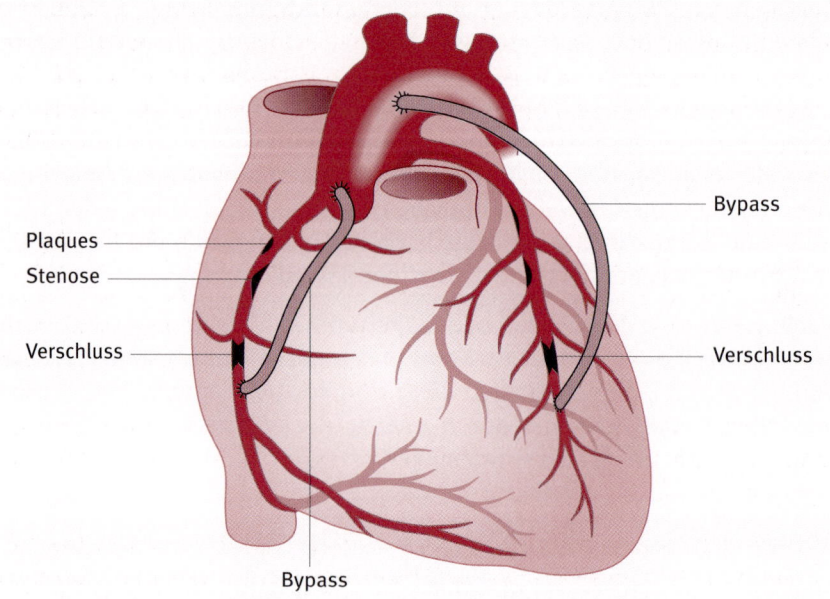

Plaques

Stenose

Verschluss

Bypass

Verschluss

Bypass

Abb. 11: Herz mit mehreren Bypässen

Früher musste zu jeder Bypass-Operation der Brustkorb eröffnet, das Herz stillgelegt und der Kreislauf mit Hilfe einer Herz-Lungen-Maschine aufrecht erhalten werden. Dabei wurde das Brustbein in der Mitte durchgesägt und die Rippen nach außen geklappt, damit der Chirurg am Herzen arbeiten konnte. Heute werden immer häufiger so genannte minimal invasive Operationstechniken (auch bekannt als Knopflochchirurgie) eingesetzt. Hierbei schneidet der Chirurg ein kleines Fenster in den Brustkorb, über das die Operationsgeräte zum Herzen vorgeschoben werden.

Muss man nur Engstellen an Gefäßen überbrücken, die an der Vorderseite des Herzens verlaufen, kann das Herz während einer solchen minimal invasiven Operation ungestört weiterschlagen. Müssen jedoch auch Gefäße auf der Hinterseite des Herzens mit einem Bypass versorgt werden, dann wird auch bei diesem Operationsverfahren das Herz stillgelegt und die Herz-Lungen-Maschine eingesetzt.

Im Vergleich zu einer Ballondilatation dauert es natürlich länger, bis ein Patient sich von der Bypass-Operation mit Eröffnung des Brustkorbs erholt hat, da dieser Eingriff bereits akut häufiger Schmerzen verursacht.

Aber auch auf Dauer nimmt der Patient eine Schonhaltung ein, indem er die Schultern nach vorne zieht, was zu einer Verkürzung der Brustmuskulatur führen kann. Deshalb sollte ein Patient nach dieser Form der Bypass-OP zwar nicht gleich Sport treiben, aber krankengymnastisch behandelt werden und dabei Übungen erlernen, die einer durch Fehlhaltung bedingten Bewegungseinschränkung entgegenwirken.

Bezüglich der Verbesserung der koronaren Herzkrankheit kommt es nun darauf an, ob durch die Umgehungskreisläufe an den Herzkranzgefäßen wieder ausreichend Blut zum Herzen fließen kann, damit kein Sauerstoffmangel im Herzmuskel mehr auftritt. Ist der Herzmuskel nicht durch einen vorangegangenen Herzinfarkt geschädigt (s. Kapitel »Herzinfarkt«, S. 51 ff) und konnten alle für die Durchblutung wichtigen Engstellen überbrückt werden, kann sich der Patient tatsächlich wieder stärker körperlich belasten und eventuell sogar jenen sportlichen Aktivitäten nachgehen, die er früher ausgeübt hat.

Allerdings muss seine Belastbarkeit auch in diesem Fall zunächst immer durch ein Belastungs-EKG überprüft werden. Wird hierbei eine normale Belastbarkeit festgestellt und treten bei hoher Belastung keine Rhythmusstörungen und keine subjektiven Beschwerden auf, dann steht der Wiederaufnahme der früheren sportlichen Betätigung i.d.R. nichts mehr im Wege.

Doch auch hier sei nochmals darauf hingewiesen, dass eine Bypass-Operation keine Garantie für eine dauerhaft normalisierte Herzdurchblutung ist. Die neu eingepflanzten Gefäße sind dem Alterungsprozess und allen Risikofaktoren genauso ausgesetzt wie auch die natürlichen Herzkranzgefäße. Deshalb bleiben die Bypässe umso länger offen, je weniger Risikofaktoren auf sie einwirken. Dabei ist auch zu bedenken, dass Bewegungsmangel zwar zu diesen Risikofaktoren gehört, umgekehrt aber nicht zwangsläufig jede Sportart günstige Auswirkungen auf Herz und Kreislauf hat. Jeder begeisterte Sportler sollte deshalb neben »seinem« Sport zusammen mit seinem Arzt auch ein Bewegungsprogramm aufstellen, durch das er auch die oben dargestellten günstigen Auswirkungen auf Herz und Kreislauf nutzen kann.

Weiterhin ist es für den Patienten wichtig, nach einer Bypass-Operation neuerliche Beschwerden nicht zu missachten, sondern sie als möglichen Hinweis zu sehen, dass ein Bypass sich auch einmal verengen oder sogar wieder ganz verschließen kann. Jegliche Einschränkung seiner Belastbarkeit, Angina-pectoris-Beschwerden oder andere neu aufgetrete Störungen seines Befindens sollten ihn dazu veranlassen, den Arzt aufzusuchen und erneut ein Belastungs-EKG durchzuführen. Diese Untersuchung ermöglicht nicht nur die aktuelle Beurteilung seiner Belastbarkeit, sondern kann auch dazu Anlass geben, z.B. die Durchgängigkeit der Bypässe durch eine erneute Herzkatheter-Untersuchung zu überprüfen.

Treten nach einer Bypass-Operation hingegen keinerlei Beschwerden auf und ist die Leistungsfähigkeit uneingeschränkt gut, reicht es aus, jedes Jahr ein Belastungs-EKG durchzuführen. Manchem Sportler mag dies zwar lästig erscheinen: Schließlich könnte diese Untersuchung aber auch zu dem Ergebnis führen, dass seine Belastbarkeit zugenommen hat und dass ein neuer Trainingspuls bestimmt werden kann, unter dem der Patient Herz und Kreislauf noch besser trainieren kann.

Doch nicht immer lassen sich durch eine Bypass-Operation wirklich alle Engstellen überbrücken, so dass das Herz oftmals zwar durch diese Umgehungskreisläufe mehr Sauerstoff bekommt als zuvor, ein Sauerstoffmangel unter höherer körperlicher Belastung aber bestehen bleibt. Dieser Fall tritt auch dann ein, wenn einer der angelegten Bypässe sich plötzlich verengt oder verschließt, was nicht ganz selten vorkommt. Als Folge ist die Belastbarkeit meist eingeschränkt, und nicht alle Sportarten, die ein Patient vor seiner Erkrankung ausgeübt hat, darf er dann nach der Bypass-Operation wieder aufnehmen. Er muss unbedingt unter der Belastungsstufe bleiben, auf der sein Herz einen Sauerstoffmangel erleidet – was sich wiederum vor allem durch ein Belastungs-EKG feststellen lässt. Echokardiogramme in Ruhe und unter Belastung geben weiteren Aufschluss, wie weit das Herz bereits in Ruhe geschädigt und vor allem unter Belastung minderdurchblutet ist.

> Die weit verbreitete Annahme, dass das Herz nach einer Bypass-Operation grundsätzlich wieder so gut wie gesund und der Patient von seiner Herzkrankheit befreit sei, ist also nicht richtig.

Koronare Herzkrankheit nach Herzinfarkt

Leider äußert sich die koronare Herzkrankheit bei vielen Menschen zum ersten Mal mit einem Herzinfarkt. Nicht immer gehen diesem bedrohlichen Ereignis die typischen Angina-pectoris-Beschwerden voraus. Das liegt vor allem daran, dass es nicht immer die bereits stark verengten Abschnitte in den Herzkranzgefäßen sind, auf denen sich Blutgerinnsel ablagern, das Gefäß verschließen und ein Herzinfarkt entsteht. Oft sind es die arteriosklerotischen Plaques (s. S. 51 f) in nur mäßig verengten Gefäßen, deren Oberfläche z. B. durch einen starken Blutdruckanstieg oder einen anderen Auslöser einreißt.

Beim Kontakt der Cholesterin haltigen Plaque mit dem Blut bildet sich sofort ein Blutgerinnsel, d. h. die Blutplättchen ballen sich zusammen und legen sich auf diese vermeintliche Wunde in der Gefäßwand. Dabei verengen diese Gerinnsel das Gefäß sehr stark oder verschließen es völlig. In dem versorgten Herzmuskelabschnitt tritt nun ein akuter Sauerstoffmangel auf, der innerhalb kurzer Zeit zum Absterben des Gewebes führt – zum Herzinfarkt.

Je früher ein Patient mit einem Herzinfarkt ins Krankenhaus kommt, desto größer sind seine Chancen, dass das Infarktgebiet so klein wie möglich bleibt. So kann der Arzt z. B. mit Hilfe von Medikamenten das Blutgerinnsel auflösen, wodurch der vom Absterben gefährdete Bezirk wieder mehr Sauerstoff erhält. In einigen Fällen wird das verschlossene Gefäß durch einen Ballonkatheter eröffnet, damit sich das Infarktgebiet nicht zu stark ausdehnt.

Denn der Infarktpatient muss nach diesem Ereignis nicht nur mit einem Herzmuskel leben, von dem ein Teil vernarbt ist und nun nicht mehr an der Pumparbeit mitwirken kann. Der Herzinfarkt selbst bewirkt auch, dass sich das gesamte Herz mit der Zeit immer mehr in eine ungünstige Richtung verändert: Sowohl durch die Änderung der Form als auch der Feinstruktur büßt das Herz immer mehr von seiner ursprünglichen Leistungsfähigkeit ein. Diesen Veränderungen können Medikamente nach der Akutphase nur in eingeschränktem Maße entgegenwirken, weshalb die frühzeitige Behandlung eines akuten Herzinfarktes zur Eindämmung seiner Ausdehnung so ungeheuer wichtig ist (»Zeit ist Muskel«).

Während früher jeder Herzinfarktpatient – egal, wie groß der Infarktbereich war – mehrere Wochen lang strenge Bettruhe einhalten musste und ihm auch anschließend keine körperliche Belastung mehr zugemutet wurde, hat sich die Herzinfarkttherapie heute deutlich gewandelt. Bereits in der Klinik wird der Patient so früh wie möglich »mobilisiert«, d. h. er darf sehr bald wieder aus dem Bett aufstehen und wird krankengymnastisch behandelt.

Nach dem Aufenthalt in der Akutklinik wird er ohne größere Pause gleich zu einem Anschlussheilverfahren in eine **Rehabilitationsklinik** überwiesen, wo die Bewegungstherapie einen ganz entscheidenden Stellenwert einnimmt. Hier wird erstmals seine Belastbarkeit durch ein Belastungs-EKG ermittelt. Entsprechend seiner festgestellten Leistungsfähigkeit nimmt er in der Klinik an einem breit gefächerten Bewegungsprogramm teil, immer unter der Anleitung von speziell geschulten Bewegungstherapeuten und Ärzten. Hierbei lernt der Patient, welche Belastungen er sich zumuten kann und welche Formen von Bewegung für sein Herz und Kreislauf am besten geeignet sind. Nach dem Aufenthalt in der Rehabilitationsklinik sollte jeder Herzpatient – auch ein gut belastbarer – an einer **Herzsportgruppe** in der Nähe seines Wohnortes teilnehmen (s. S. 147 ff).

Doch gibt es auch viele Herzpatienten, die aus der Rehabilitationsklinik nach Hause kommen, ihre alte Arbeit wieder aufnehmen und sich (wieder) sportlich betätigen wollen – ganz unabhängig davon, ob sie sich einer Herzsportgruppe anschließen oder nicht. Die Frage, welchen Sport ein Patient nach einem Herzinfarkt ausüben darf, lässt sich nicht pauschal beantworten. Denn die Belastbarkeit des Einzelnen hängt nun wiederum davon ab, wie viel Herzmuskel er durch den Infarkt eingebüßt hat. So gibt es auf der einen Seite kleine Infarkte, die kaum die Herzleistung beeinträchtigen, während auf der anderen Seite ausgedehnte Infarkte die Pumpkraft des Herzens derart herabsetzen, dass schon alltägliche Belastungen dem Patienten Probleme bereiten. Dass aber selbst eine solch ausgeprägte Herzschwäche, wie sie durch einen großen Herzinfarkt ausgelöst werden kann, kein Grund ist sich körperlich nur noch zu schonen, erfahren Sie im Kapitel »Herzschwäche« (s. S. 120 ff).

Hier geht es jedoch darum, dass jeder Infarktpatient seine Belastbarkeit zunächst mit Hilfe eines Belastungs-EKG ermitteln muss. Außerdem müssen natürlich alle weiteren Befunde in die Beurteilung der Belastbarkeit einfließen. Ein kleiner Infarkt mag kaum die Leistungsgrenze herabsetzen, die der Betroffene auch vor diesem Ereignis hatte. Ist seine Belastung während der Untersuchung normal, d.h. treten dabei keine Beschwerden, Rhythmusstörungen oder EKG-Veränderungen als Hinweis auf eine Minderdurchblutung des Herzens auf, dann darf der Patient i.d.R. wieder eine stark belastende Sportart ausüben. Da auch durch einen kleinen Infarktbezirk Herzrhythmusstörungen ausgelöst werden können, ist es besonders wichtig, dass eine solche Gefahr – unter anderem durch ein Langzeit-EKG – vor Beginn der sportlichen Aktivität ausgeschlossen wird.

Etwas problematischer ist die Situation nach einem Herzinfarkt, durch den der Herzmuskel einen stärkeren Schaden genommen hat. Auch hier müssen zur Beurteilung der Leistungsfähigkeit sämtliche Befunde zusammen mit dem Ergebnis des Belastungs-EKG's herangezogen werden. Denn die verminderte Leistungsfähigkeit des Herzens äußert sich oftmals nicht in starken Beschwerden. Und gegen eine geringe Belastbarkeit trainiert ein Herzpatient leider auch sehr gerne zu intensiv an, wobei er sich stark überlasten und dem Herzen mehr schaden als nützen kann. Deshalb ist gerade bei einem Patienten mit einem mittleren bis großen Herzinfarkt die genaue Festlegung seiner Leistungsgrenze zusammen mit dem Arzt so wichtig. Diese Grenze sollte der Patient nicht überschreiten. Allerdings ist es möglich, dass seine Belastbarkeit im Rahmen eines regelmäßigen Trainings deutlich zunimmt. Dann muss er seine Grenze erneut durch entsprechende Untersuchungen mit dem Arzt festlegen.

Natürlich kann ein Patient nach einem Herzinfarkt auch weiterhin unter Angina pectoris leiden, schließlich sind oftmals mehrere Herzkranzgefäße verengt. In diesem Fall ist nicht nur ein Teil des Herzmuskels für die Pumpfunktion des Herzens ausgefallen, sondern unter Belastung kommt es auch in anderen Gebieten des Herzens zu einem Sauerstoffmangel. Unter diesen Umständen können rasch Zeichen einer Herzschwäche unter Belastung auftreten, und auch für Rhythmusstörungen ist ein solches Herz weitaus anfälliger. Auch hier wird man versuchen, die verengten Gefäße, welche zu einer Minderdurchblutung des noch nicht vernarbten Herzmuskels führen, durch eine Ballondilatation aufzudehnen oder durch eine Bypassoperation zu umgehen. Zurück bleibt dennoch ein Herz, dessen Leistungsfähigkeit durch den Infarkt reduziert ist.

Noch einmal muss darauf hingewiesen werden, dass der Herzinfarkt eine Folge der koronaren Herzkrankheit ist, die auch dann, wenn der akute Infarkt überstanden ist, weiter fortschreiten kann. Diese Gefahr ist umso größer, je mehr Risikofaktoren für die koronare Herzkrankheit weiterhin bestehen. Deshalb geht es nicht nur darum, die frühere Arbeit, die geliebten Freizeit- und Sportaktivitäten wieder aufzunehmen, sondern auch dafür zu sorgen, dass alle Risikofaktoren weitestgehend ausgeschaltet werden. Und selbst dann sollte man alle Veränderungen, insbesondere eine neu auftretende Angina pectoris oder eine plötzliche Einschränkung der Belastbarkeit, sehr ernst nehmen und sich sofort an den Arzt wenden. Möglicherweise haben die Verengungen in den Herzkranzgefäßen (wieder) zugenommen. Hier kann man eventuell erneut eine Ballondilatation oder eine Bypass-Operation ins Auge fassen oder die Beschwerden durch eine Anpassung der Medikamente lindern. Auf jeden

Fall muss die Belastbarkeit nach jeder Veränderung – sei es bei den Beschwerden oder in der Therapie – neu beurteilt werden.

Welcher Sport bei koronarer Herzkrankheit?

Grundsätzlich sind Ausdauersportarten für Menschen mit koronarer Herzkrankheit – mit und ohne Infarkt – günstiger als Bewegungsformen, die großen Kraftaufwand und hohe Schnelligkeit erfordern. Je geringer die Verengungen in den Herzkranzgefäßen sind oder je kleiner der Herzinfarkt war und je größer die persönliche Belastbarkeit des Betroffenen ist, desto mehr statische Kraftanstrengung kann sich der Patient erlauben.

Dies lässt sich z. B. durch das Blutdruckverhalten unter den verschiedenen Belastungen begründen: Während eine reine Ausdauerbelastung wie das Laufen den Blutdruck kaum erhöht, steigt er bei großer Kraftanstrengung stark an. Ein Blutdruckanstieg wiederum ist für die verengten und mit arteriosklerotischen Plaques übersäten Herzkranzgefäße enorm gefährlich, da durch den hohen Blutdruck eine Plaque einreißen und ein Herzinfarkt entstehen kann. Nach einem Infarkt ist der hohe Blutdruck eine zusätzliche Belastung für das Herz, dessen Leistung durch die Infarktnarbe herabgesetzt ist und das deshalb gegen den hohen Widerstand im Kreislauf nur schwer anarbeiten kann.

Und schließlich kommt es durch die hohe Druckarbeit des Herzens zu einem erhöhten Sauerstoffbedarf, der über die verengten Herzkranzgefäße u.U. nicht gedeckt werden kann. Die Folgen können akute Herzschwäche und bedrohliche Herzrhythmusstörungen sein.

Weitere Argumente, die für die Bevorzugung dynamischer Ausdauersportarten sprechen, sind die günstigen Effekten, die diese Formen der körperlichen Belastung auf Herz und Kreislauf haben (s. S. 38). In der folgenden Tabelle sind Ausdauersportarten aufgeführt, die, von oben nach unten sortiert, zunehmenden Krafteinsatz erfordern und somit eine immer geringer werdende Eignung für Herzpatienten aufweisen.

Ausdauertraining für Herzpatienten

(nach abnehmender Eignung sortiert)

- Gehen/Walking/Wandern in der Ebene
- Jogging

- Radfahren/Ergometertraining
- Bergwandern
- Rollschuhlaufen/Inlineskating
- Eislaufen/Eisschnelllauf
- Skilanglauf
- Rudern

Auch das **Schwimmen** gehört zu den Ausdauer-Belastungssportarten, hat aber besondere Risiken. Deshalb kann es Patienten mit koronarer Herzkrankheit bzw. nach einem Infarkt nicht generell empfohlen werden (s. S. 51 ff).

Die einzelnen Ausdauersportarten werden im nachfolgenden Kapitel eingehend dargestellt. Hier soll jedoch nochmals darauf hingewiesen werden, dass Herzerkrankungen nicht aus jedem früheren Sportler oder jedem, der erst nach einem Herzinfarkt beginnt, sich körperlich mehr zu betätigen, einen Walker, Jogger, Radfahrer oder Skilangläufer machen müssen. Diese Sportarten sind dennoch sehr gut dazu geeignet, Herz und Kreislauf bei geringem Risiko günstig zu trainieren.

Deshalb sei jedem, der nach einer Herzerkrankung wieder oder erstmals Sport treiben möchte, geraten, sich mit einer oder mehreren dieser Bewegungsformen auseinander zu setzen und sie in ein möglichst vielfältiges Sportprogramm aufzunehmen. Ohnehin ist die Vielfalt der Bewegung ein wichtiger Faktor, der den Sport mit Spaß würzt und gleichzeitig das größt mögliche Training aller motorischen Funktionen erreicht. So kann einem Herzkranken – wenn seine Belastbarkeit und die Schwere seiner Erkrankung es zulassen – vielfach schon deshalb die früher gerne ausgeübte Sportart erlaubt werden, da er in diesem Bereich bereits trainiert ist und eine höchst mögliche Koordination und Schnelligkeit entwickelt hat.

Herzkranke, deren eingeschränkte Belastbarkeit die Aufnahme alter sportlicher Aktivitäten und vor allem Leistungs- oder Wettkampfsport nicht mehr zulässt, könnten insofern ihre alte Freude an diesem Sport wiedergewinnen, indem sie eine Stufe herunterschalten und z. B. Volleyball mit veränderten Regeln spielen, die Herz und Kreislauf weniger beanspruchen. Auch Krafttraining ist für Herzpatienten weiter möglich und vielfach sogar unerlässlich. Allerdings dürfen die Patienten nicht mehr mit submaximaler bzw. sogar maximaler Kraft trainieren, sondern je nach Krankheitsgrad mit 30 bis 60 Prozent ihrer maximalen Kraft. Dafür müssen sie häufiger und etwas länger trainieren, um ähnliche Effekte zu erreichen – und das kommt Herz und Kreislauf nur noch mehr zugute.

> Schließlich sollten sich auch frühere Tennisprofis bei »ihrem« Sport nicht nur stärker zurückhalten, sondern sich aus folgendem wichtigen Grund einer (oder mehreren) Ausdauersportarten zuwenden: **Tennis** hat einfach keine günstigen Effekte auf Herz und Kreislauf, da die Belastungsphasen zwar sehr hoch (und dadurch für das Herz gefährlich), aber zu kurz sind.

Zudem ist es für den Herzpatienten wichtig zu lernen, dass er sich gerade im Sport nicht zu sehr von Ehrgeiz und Wettkampfgedanken, sondern eher von Spaß und Freude an der Bewegung leiten lässt. Denn bereits der Wettkampfcharakter eines Mannschaftsspiels kann den Blutdruck von Herzpatienten erstaunlich hoch ansteigen lassen. Außerdem neigt der Sportler unter dem Gruppenzwang eher dazu, sich zu überfordern – um sich nicht die Blöße zu geben, etwas nicht zu schaffen.

All diese Erwägungen sowie die Beurteilung der Belastbarkeit anhand der vorhandenen Befunde und des aktuellen Belastungs-EKG lassen eine individuelle Bewertung der Sporttauglichkeit für verschiedene Bewegungsformen zu; hierbei kann jeder Herzpatient sicherlich eine oder mehrere Sportarten finden, die ihm gleichzeitig Freude bereiten, sein Wohlbefinden erhöhen und sich günstig auf Herz und Kreislauf auswirken.

Special: Sport bei Herzwandaneurysma

Bei bis zu 35 Prozent aller Herzinfarktpatienten bildet sich im Infarktbereich ein Aneurysma der Herzwand aus. Darunter versteht man eine Aussackung der Herzwand bzw. eine Bewegung des betroffenen Herzabschnitts in die falsche Richtung, d.h. dieser Teil des Herzmuskels bewegt sich beim Zusammenziehen des Herzens nicht wie die gesunden Anteile nach innen, sondern nach außen.

Früher wurden Patienten mit einer solchen Veränderung von jeglicher Form der sportlichen Betätigung ausgeschlossen, weil man fürchtete, dass die meist im Gegensatz zum Rest des Herzmuskels verdünnte Aneurysmawand unter körperlicher Belastung platzen könne. Außerdem nahm man an, dass zu viel Blut in dieser Wandausstülpung während des Pumpens versacken könnte.

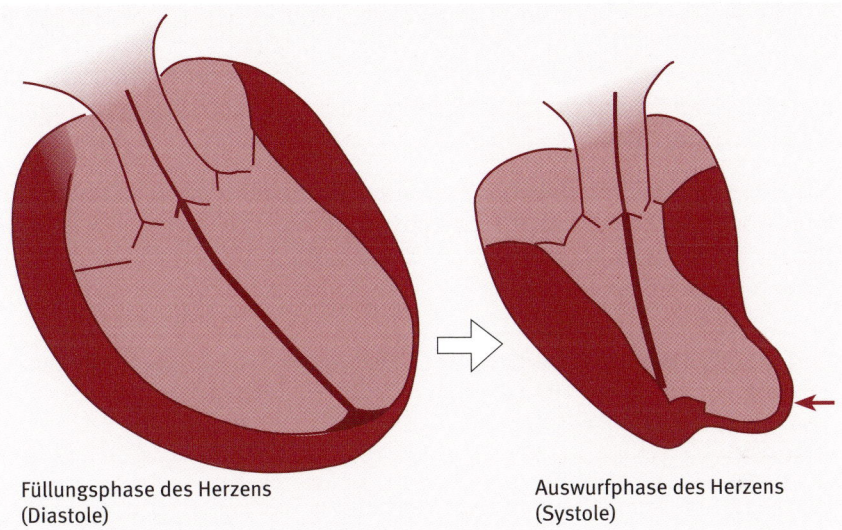

Füllungsphase des Herzens
(Diastole)

Auswurfphase des Herzens
(Systole)

Abb. 12: Darstellung eines Aneurysmas

Aufgrund der heute zur Verfügung stehenden Untersuchungsmethoden wie Herzkatheter und Echokardiographie weiß man jedoch, dass Patienten mit einem solchen Aneurysma durch diese oben erwähnten Gefahren keineswegs bedroht sind. Hingegen kann ein Herzwandaneurysma Ausgangspunkt von teilweise gefährlichen Rhythmusstörungen sein. In diesem Falle ist nur eine sehr leichte körperliche Aktivität möglich, wie sie auch für Patienten mit Herzschwäche (s. S. 120 ff) empfohlen wird.

Eine weitere Komplikation des Herzwandaneurysmas besteht darin, dass sich in der Aussackung der Herzwand Blutgerinnsel bilden können. Diese werden dann unter ungünstigen Bedingungen mit dem Blutstrom in den Körper verschleppt und können in den verschiedensten Organen zu einem arteriellen Verschluss sowie zum Absterben des von dieser Arterie versorgten Gewebes führen. Die verschleppten Gerinsel können z. B. einen Schlaganfall, Nierеninfarkt oder akute Durchblutungsstörungen im Bein verursachen. Dieser Komplikation kann man jedoch durch gerinnungshemmende Medikamente vorbeugen. Bei der körperlichen Aktivität muss man dann auch die Risiken beachten, die durch diese Behandlung entstehen (s. S. 154 f).

Aus Angst vor den vermeintlichen und tatsächlichen Gefahren eines Herzwandaneurysmas hat man dieses früher häufiger operativ entfernt.

Allerdings hat sich herausgestellt, dass die Gefahren durch die Operation keineswegs gebannt werden konnten. Heute verzichtet man immer öfter selbst bei schweren Rhythmusstörungen oder einer schlecht behandelbaren Herzschwäche auf diesen Eingriff, wodurch sich die Überlebenschance der Patienten nicht verschlechtert hat.

Dem steht gegenüber, dass die Patienten sich nach einem solchen Eingriff selbst belastbarer fühlen, obwohl sie es objektiv nicht sind. Da vor allem gefährdete Patienten operiert werden, dürfen sie nur ganz vorsichtig körperlich belastet werden.

> Treten auch **nach der Entfernung des Aneurysmas** bedrohliche **Rhythmusstörungen** auf, sollten die betroffenen Patienten möglichst gar nicht an einem Bewegungsprogramm teilnehmen.

Heute erlaubt man allen anderen Patienten mit einem ausgedehnten Herzwandaneurysma eine individuell an ihre (meist geringe) Belastbarkeit angepasste Bewegungstherapie, sofern keine bedrohlichen Rhythmusstörungen und keine hochgradige Herzschwäche bestehen. Am besten sind gering belastbare Patienten in Herzgruppen aufgehoben, die speziell für Menschen mit einer Herzschwäche ins Leben gerufen wurden (siehe Kapitel »Herzschwäche«, S. 120).

Aber auch an Herzgruppen für Koronarpatienten mit geringer Belastung (leichte Übungsgruppen) können diese Patienten meist problemlos teilnehmen. Daneben gibt es aber auch Patienten mit einem leicht ausgeprägten Herzwandaneurysma, die, entsprechend ihrer persönlichen Belastbarkeit, durchaus ein regelmäßiges Ausdauertraining durchführen dürfen. Ihre Belastbarkeit wiederum wird hauptsächlich anhand des Belastungs-EKG eingestuft.

Bewegung und Sport bei Bluthochdruck

Bluthochdruck oder arterielle Hypertonie ist eine weit verbreitete Krankheit, die zwar kaum akute Beschwerden hervorruft, dafür aber ein wesentlicher Risikofaktor der Arteriosklerose ist. Diese wiederum ist Ausgangspunkt für die koronare Herzkrankheit, Herzinfarkt, Schlaganfall, Nierenversagen und viele andere Erkrankungen

> Eine **arterielle Hypertonie** besteht dann, wenn der gemessene Blutdruck bei mehreren Messungen ständig oder häufig über **140/90 mm Hg** liegt.

● **Normale und krankhafte Blutdruckwerte (nach den Blutdruckgesellschaften INC und NIH, 1997)**

Blutdruck in mm Hg	systolischer Wert	diastolischer Wert
optimal	< 120	< 80
normal	< 130	< 85
hoch normal	130–139	85–89
Bluthochdruck	**> 140**	**> 90**
Stadium I	140–159	90–99
Stadium II	160–179	100–109
Stadium III	> 180	> 110

Wie gravierend sich der Risikofaktor Bluthochdruck auf die Arteriosklerose auswirkt, wird an einer glücklicherweise seltenen Krankheit deutlich – der **Aortenisthmusstenose**. Bei dieser angeborenen Krankheit ist die Hauptschlagader (Aorta) an einer Stelle verengt, und zwar kurz nach dem Abgang der großen Arterien, die Kopf und Arme mit Blut versorgen. Die obere Körperhälfte wird – ganz im Gegensatz zur unteren – nicht nur gut durchblutet, diese Gefäße belastet auch ein hoher Blutdruck.

Durch diesen hohen Blutdruck in den arteriellen Gefäßen von Herz, Kopf und Armen kommt es schon in jungen Jahren zu einer koronaren Herzkrankheit und schlimmstenfalls zu Herzinfarkten, außerdem treten Schlaganfälle und Hirnblutungen auf. Natürlich lässt man es – sofern die Krankheit frühzeitig erkannt wird – nicht so weit kommen und entfernt die Engstelle in der Aorta operativ.

Der so genannte »**essenzielle**« **Bluthochdruck** hingegen hat keine so eindeutige Ursache, außerdem entsteht er meist erst im Erwachsenenalter und schreitet dann langsam und für viele unmerklich fort.

- Jeder **fünfte Deutsche** leidet an **Bluthochdruck,** wobei 20 Prozent dieser Hochdruckpatienten gar nichts von ihrer Krankheit wissen.
- Von denjenigen, bei denen ein Bluthochdruck diagnostiziert wurde, werden mindestens **20 Prozent nicht ausreichend behandelt.**

Das liegt unter anderem auch daran, dass viele Menschen den Bluthochdruck als gefährlichen Risikofaktor für spätere Folgekrankheiten nicht ernst genug nehmen und sich dadurch täuschen lassen, dass er ihnen anfangs keine größeren Beschwerden bereitet.

Auch wenn es beim »essenziellen« Hochdruck, der über 90 Prozent aller arteriellen Hypertonien ausmacht, keine eindeutige Ursache gibt, so weiß man heute, dass der arterielle Bluthochdruck in etwa 60 Prozent der Fälle vererbt wird. Damit diese Erbanlage auch tatsächlich zu einem erhöhten Blutdruck führt, müssen noch weitere äußere Faktoren hinzukommen, die einen Hochdruck begünstigen. Dazu gehören vor allem:

- Übergewicht
- Bewegungsmangel
- Alkohol, Zigaretten
- ein zu hoher Kochsalzverbrauch (bei einigen Menschen)
- große Mengen Kaffee.

Auch **Stress** dürfte eine wichtige Rolle bei der Entstehung des Bluthochdrucks spielen.

Die übrigen 10 Prozent des arteriellen Bluthochdrucks werden durch Erkrankungen der Niere (z.B. Glomerulonephritis, chronische Nierenbeckenentzündung, Zystennieren), spezielle hormonelle Störungen (z.B. Phäochromozytom, Cushing-Syndrom, Akromegalie) und die oben beschriebene Aortenisthmusstenose hervorgerufen.

Behandelt werden sollten alle Formen von Bluthochdruck – allerdings sind dazu nicht immer und ausschließlich Medikamente notwendig. Bei einem Großteil der Patienten mit mildem bis mäßigem Bluthochdruck können bereits Gewichtsabnahme und regelmäßige körperliche Aktivität den Blutdruck wieder normalisieren. Und da sportliche Aktivität die Gewichtsabnahme unterstützt, kann man mit dieser Behandlungsmöglichkeit gleich zwei Fliegen mit einer Klappe schlagen – oder sogar drei, denn im Gegensatz zu vielen anderen Allgemeinmaßnahmen zur Normalisierung des Blutdrucks erhöht sportliche Betätigung das Wohlbefinden, anstatt es einzuschränken.

Abgesehen von diesen erwünschten therapeutischen Wirkungen sportlicher Aktivität bei Hochdruckpatienten stellt sich umgekehrt auch die Frage, welche Sportarten einem Menschen bei welcher Form von Bluthochdruck (weiter) erlaubt werden dürfen. Dabei kommt es vor allem darauf an,

- ob der Bluthochdruck mit Medikamenten in Ruhe und unter Belastung weitgehend auf normale Werte gesenkt werden kann und
- ob es aufgrund des Bluthochdrucks bereits zu Folgeschäden an den arteriellen Blutgefäßen (Arteriosklerose im Allgemeinen, koronare Herzkrankheit im Speziellen) oder am Herzmuskel (Herzinsuffizienz) gekommen ist.

Wie bei allen Herzerkrankungen stellt das Belastungs-EKG auch bei der arteriellen Hypertonie die wichtigste Grundlage für die Beurteilung der Sportfähigkeit eines Hochdruckpatienten dar. Natürlich muss dieses Belastungs-EKG unter der üblichen medikamentösen Behandlung des Patienten durchgeführt werden. Auch die Trainingsherzfrequenz darf nur nach dem Ergebnis des Belastungs-EKG's unter der üblichen Medikation ausgerechnet werden. Da viele insbesondere junge Hypertoniker Betablocker einnehmen, die nicht nur den Blutdruck, sondern auch den Puls sehr stark senken, könnte die Berechnung des Trainingspulses ohne dieses Medikament zu fatalen Überbelastungen führen.

Neben dem Belastungs-EKG müssen aber auch weitere Befunde in die Beurteilung der Belastbarkeit eines Hochdruckpatienten einfließen, wie z. B. eine Echokardiographie zur Beurteilung der Herzleistung sowie zur Bestimmung der Herzgröße und der Wanddicken der linken Herzkammer. Ein über längere Zeit bestehender hoher Blutdruck bewirkt nämlich eine Verdickung des Herzmuskels, insbesondere der linken Herzkammer. Überschreitet dieser Anpassungsmechanismus des Herzens einen bestimmten Wert, besteht bei Belastung die Gefahr einer Minderdurchblutung des Herzens und einer verminderten Leistungsfähigkeit (Herzinsuffizienz).

Bei unterschiedlichen Ausprägungen des Bluthochdrucks kann körperliche Aktivität – insbesondere dynamisches Ausdauertraining – nicht nur erlaubt werden: Sie ist sogar sinnvoll, um den Blutdruck zu senken (s. S. 37 ff). Diese sind

- **der leicht erhöhte Blutdruck** (Stadium I, s. S. 71), der (noch) nicht in allen Fällen einer medikamentösen Behandlung bedarf,
- **der mäßig ausgeprägte Belastungshochdruck**, wobei die Werte in Ruhe meist normal sind, unter Belastung aber zu hoch ansteigen sowie
- **der leichte, so genannte labile Hochdruck**, bei dem die Blutdruckwerte zum Teil normal, zum Teil aber auch erhöht sind.

Solange ein solcher **leichtgradiger Bluthochdruck** noch nicht Folgeschäden an Herz und Kreislauf hervorgerufen hat, können diese Patienten, insbesondere die jüngeren, sogar stark (= durch großen Krafteinsatz) belastende Sportarten und mitunter auch Leistungssport ausüben.

Sind Folgeschäden an Gefäßen und Herzmuskel sicher ausgeschlossen, dürfen auch Patienten mit **behandlungsbedürftigem Hochdruck** (wieder) eine stärker belastende Sportart mit größerem Krafteinsatz aufnehmen, sobald der Blutdruck durch die medikamentöse Behandlung ausreichend gesenkt werden kann. Allerdings ist in diesem Falle meist kein Leistungssport mehr möglich, unter anderem deshalb, weil bereits die medikamentöse Behandlung – insbesondere die mit Betablockern – die Leistungsfähigkeit deutlich einschränkt.

Patienten, bei denen der Bluthochdruck entweder durch Medikamente nicht ausreichend gesenkt werden kann oder bereits zu **deutlichen Veränderungen an Arterien und/oder Herzmuskel** sowie anderen Organen geführt hat, sollten jedoch möglichst nur dynamische Ausdauersportarten betreiben, bei denen sie keine größere Kraftanstrengung und auch keine hohe Schnelligkeit benötigen. Da bei jeder Kraftaufwendung und bei jedem Sprint der Blutdruck stark ansteigt und zugleich für Herz und Kreislauf keine günstigen Auswirkungen zu erwarten sind, bleiben folgende Sportarten mit hoher Belastung in der Regel tabu:

- Leichtathletik,
- Tennis und Squash,
- Eishockey und Handball,
- Kraftsport und Kampfsportarten.

In der folgenden Tabelle sind nochmals Beispiele für erlaubte Sportarten bei den verschiedenen Schweregraden der arteriellen Hypertonie dargestellt. Hat der Bluthochdruck bereits zu einer koronaren Herzkrankheit geführt, gelten die Richtlinien für diese Erkrankung, die ab S. 51 ff dargestellt sind.

Bei der Auswahl der für einen Hypertoniker geeigneten Sportart bzw. im Hinblick auf das weitere Betreiben seines bislang ausgeübten Sports muss immer auch bedacht werden, dass viele Sportarten den Blutdruck nicht allein über den Krafteinsatz erhöhen, sondern auch über die mit dem Sport zusammenhängende **psychische Belastung**. Auch wenn es nicht unbedingt nahe liegend ist, vermögen doch alle Spiele eine heftige psychische Erregung auszulösen, die den Blutdruck sehr hoch ansteigen lässt.

● **Empfehlenswerte Sportarten bei verschiedenen Formen der Hypertonie**

• leichte Hypertonie • Belastungshypertonie • leichte labile Hypertonie ohne Folgeschäden	**Alle Sportarten,** auch belastende Formen mit hohem Krafteinsatz, bisweilen auch Leistungssportarten. Dennoch sollte dynamischen Ausdauersportarten (s. u.) der Vorzug gegeben werden.
• medikamentös gut eingestellte Hypertonie, keine Folgeschäden	**Bevorzugt dynamische Ausdauersportarten** (s. u.), aber auch belastendere Sportarten mit höherem Krafteinsatz möglich, z. B. Rudern, Tennis, Tischtennis, Handball und Fußball, möglichst kein Leistungssport
• schlecht einstellbare, schwere Hypertonie, Folgeschäden an Gefäßen, Herz und anderen Organen	Angepasst an die individuelle Belastbarkeit **nur Ausdauersportarten, die keinen bzw. nur wenig Krafteinsatz erfordern** wie z. B. • Walking, Jogging, Fahrradfahren, Skilanglauf, Inlineskating eventuell auch • Volleyball und Prellball in modifizierter Form

Dies wird fatalerweise oftmals vom engagierten Sport treibenden nicht bemerkt und kann bei einem harmlos anmutenden Tischtennisspiel genauso der Fall sein wie bei einem wettkampforientierten Handball- oder Basketballspiel in der Mannschaft. Was der sportlich Aktive oftmals ebenso unterschätzt: Auch die **Angst** kann den Blutdruck erheblich steigern und bereits z. B. beim Skilanglauf auf hügeligen Loipen zu gefährlichen Blutdruckanstiegen führen.

Auch wenn es keineswegs richtig ist, dass jeder Mensch mit erhöhtem Blutdruck nun ausschließlich Ausdauersportarten betreiben darf, so ist es doch sinnvoll, zumindest einen Teil seiner sportlichen Aktivitäten diesen Belastungsformen zu widmen. Denn auch ein jugendlicher Hypertoniker, der sehr gut belastbar ist und bei dem der Bluthochdruck noch zu keinen Folgeschäden geführt hat, muss sich darauf einstellen, dass er im Vergleich zu Menschen mit normalem Blutdruck ein höheres Gesundheitsrisiko trägt.

Auch aus diesem Grunde ist es ratsam, wenn er sich frühzeitig aus den vielfältigen Angeboten der Ausdauersportarten die eine oder andere aussucht, die ihm besonders viel Spaß macht. Denn einerseits gefährden ihn diese Bewegungsformen am wenigsten, und andererseits haben nur diese Sportarten eine günstige Wirkung auf Herz und Kreislauf, wozu auch die Blutdrucksenkung gehört.

Bewegung und Sport bei niedrigem Blutdruck

Auch wenn niedriger Blutdruck (Hypotonie), definiert durch **systolische Werte unter 100 mm Hg**, keine Krankheit ist, leiden viele Menschen unter dessen Symptomen wie

- Müdigkeit,
- Konzentrationsschwäche,
- Leistungsminderung,
- innerer Unruhe,
- depressiver Stimmungslage,
- Schlafstörungen sowie
- kalten Händen und Füßen.

Oft spielen hier auch **psychologische Faktoren** eine Rolle, und in den meisten Fällen ist eine Behandlung mit Medikamenten weder sinnvoll noch ausgesprochen wirksam.

Stattdessen kann vermehrte körperliche Aktivität den zum Absinken neigenden Blutdruck stabilisieren und auch mögliche psychische Auslöser positiv beeinflussen. Allerdings gelten für den Hypotoniker genau die umgekehrten Richtlinien wie für den Menschen mit erhöhtem Blutdruck. Ein regelmäßig durchgeführtes Ausdauertraining senkt den Blutdruck weiter und dürfte aufgrund der Umstellung des vegetativen Nervensystems auch zu einer Abnahme der Herzfrequenz und damit eventuell zu einem weiteren Abfall des Blutdrucks und zu einer geringeren Gegenregulation bei Blutdruckabfall nach plötzlichem Aufstehen aus dem Sitzen oder Liegen (orthostatische Hypotonie) führen.

Deshalb sollten Menschen mit niedrigem Blutdruck oder orthostatischer Fehlregulation des Blutdrucks *nicht* zu den viel gepriesenen Sportarten, wie Walking, Jogging oder Inlineskating greifen.

Auch Sportarten, bei denen **Kältereize** eine Rolle spielen, z. B. Schwimmen, Wasserball sowie Sprungtechniken ins Wasser, können den Blutdruck auf höherem Niveau stabilisieren. Allerdings sollte man auch beim Schwimmen eher Kurzstrecken und keine Dauerbelastungen bestreiten.

Bei **Hypotonie** sollten vielmehr Belastungsformen gewählt werden, die einen höheren Kraftaufwand erfordern, z. B.

- Tennis, Squash, Badminton
- Rudern
- Mountainbiking
- Surfen
- Kraftsport
- Leichtathletik
- Wurf- und Kampfsportarten

Der niedrige Blutdruck eines untrainierten Menschen darf übrigens nicht mit dem Ruheblutdruck eines Trainierten verglichen werden, bei dem der niedrige Druck eine positive Trainingsfolge ist.

Bewegung und Sport bei weiteren Risikofaktoren für Herz und Gefäße

Zu den wichtigsten und am besten untersuchten Risikofaktoren, die allgemein zu einer frühzeitigen Arteriosklerose sowie an den Herzkranzgefäßen zur koronaren Herzkrankheit führen, gehören neben dem Bluthochdruck auch noch Übergewicht (im Rahmen des metabolischen Syndroms), Fettstoffwechselstörungen, Zuckerkrankheit und Rauchen. Wie bereits beschrieben, können diese Faktoren durch vermehrte körperliche Aktivität günstig beeinflusst werden; allerdings gibt es auch hier wieder einige Dinge zu beachten, bevor man mit dem Sport beginnt.

Übergewicht

Zur Bestimmung des von Über- und Normalgewicht stehen zwei gängige Berechnungsverfahren zur Verfügung: Die Broca-Formel und der Körpermassenindex. Besser als die alte und einfach anzuwendende **Formel von Broca**

Normalgewicht (kg) = Körpergröße (cm) – 100

gibt der so genannte Bodymass-Index (BMI, Körpermassenindex) den Anteil der Fettmasse am Körpergewicht wider. Der **Körpermassenindex** wird berechnet, indem man das Körpergewicht in Kilogramm durch die Körpergröße in Quadratmetern teilt:

$$BMI = Körpergewicht (kg) / Körpergröße (m^2)$$

Nach dieser Definition haben in Deutschland etwa 20 Prozent der Erwachsenen einen BMI von 30 (kg/m^2) und mehr und sind damit krankhaft übergewichtig (s. u.).

● **Einteilung der Gewichtsklassen nach der Weltgesundheitsorganisation (WHO)**

Gewichtsklassifikation	Bodymass-Index in kg/m^2
Normalgewicht	18,5–24,9
Übergewicht (Adipositas)	≥ 25
Präadipositas	25,0–29,9
Adipositas Grad I	30,0–34,9
Adipositas Grad II	35,0–39,9
Extreme Adipositas Grad III	≥ 40

Übergewicht ist in der Wohlstandsgesellschaft ein eigenständiger Risikofaktor für die frühzeitige Entwicklung von arteriosklerotischen Veränderungen und deren Folgekrankheiten Herzinfarkt und Schlaganfall. Daneben treten bei übergewichtigen Menschen auch andere Krankheiten überdurchschnittlich häufig auf, z.B.

• Gallensteine,
• Arthrosen (v.a. der Wirbelsäule, den Hüft- und Kniegelenken),
• Beinvenenthrombosen,
• Schlafapnoe-Syndrom,
• Komplikationen in der Schwangerschaft (EPH-Gestose) und
• Krebserkrankungen.

Daneben sind häufig auch die Harnsäurespiegel im Blut erhöht. Darüber hinaus ist Fähigkeit zur Auflösung von Blutgerinnseln gestört und bei Frauen findet man häufig hohe Spiegel männlicher Hormone.

Was Herz und Kreislauf betrifft, spielt Übergewicht eine ganz besonders bedeutende Rolle, da es vermutlich für viele weitere wesentliche Risikofaktoren mitverantwortlich ist, nämlich für Bluthochdruck, Fettstoffwechselstörungen und einen gestörten Zuckerstoffwechsel bzw. Diabetes-mellitus.

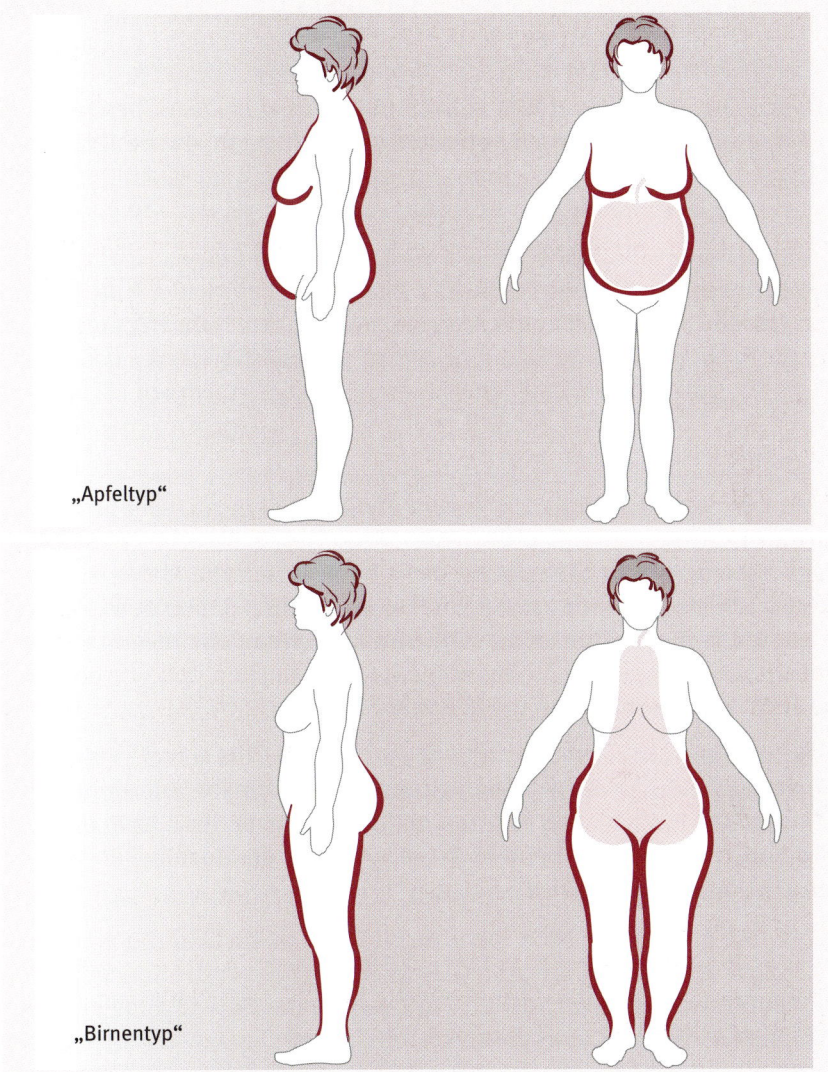

"Apfeltyp"

"Birnentyp"

Abb. 13: Apfel- und Birnentyp mit der entsprechenden Fettverteilung

All diese Veränderungen werden unter dem Begriff des **Wohlstandssyndroms** oder **metabolischen Syndroms** zusammengefasst, für das es einerseits eine erbliche Veranlagung gibt, das andererseits aber nur dann in Erscheinung tritt, wenn der Betroffene durch Überernährung und Bewegungsmangel an Gewicht zunimmt.

Das so angesammelte überschüssige Fett wird bei Menschen mit metabolischem Syndrom vor allem am und im Bauch gespeichert, weshalb man dieses Erscheinungsbild auch als »**Apfeltyp**« oder männliche Form der Fettverteilung bezeichnet. Die Polster an Hüften und Oberschenkeln, die im Wesentlichen bei Frauen vorkommen, nennt man »**Birnentyp**« oder weibliche Form der Fettverteilung. Sie ist zwar nur ungern gelitten, stellt aber für die Gesundheit kein so großes Risiko dar wie der »Apfeltyp«.

Wesentlicher Risikofaktor beim metabolischen Syndrom ist die so genannte **Insulinresistenz**. Das in der Bauchspeicheldrüse gebildete Hormon Insulin hat vor allem die Aufgabe, den aus der Nahrung aufgenommenen Zucker (Glukose) in die Zellen zu transportieren, die daraus die nötige Energie für verschiedene Lebensvorgänge gewinnen. Besonders die Muskelzelle benötigt viel Energie, um sich zusammenziehen und damit Arbeit leisten zu können.

Kommt es zu einem Ungleichgewicht zwischen dem Angebot an Zucker im Blut und dem Energiebedarf der Muskelzelle, isst ein Mensch also mehr als sein Körper verbraucht, dann schützt sich die Muskelzelle vor diesem Überangebot an Zucker, indem es an ihrer Oberfläche die Bindungsstellen für Insulin abbaut. Das im Blut vorhandene Insulin kann also nicht mehr an genügend Bindungsstellen andocken und nur noch wenig Zucker aus dem Blut in die Zellen schleusen.

Diese Insulinresistenz kann der Körper nur durchbrechen, indem die Bauchspeicheldrüse noch mehr Insulin ins Blut abgibt. Hierdurch können schließlich doch noch die großen Zuckermengen im Blut in die Muskelzellen transportiert werden. Dieser Anstieg des Insulinspiegels hat nun aber fatale Folgen.

Er bewirkt z. B. an der Niere eine verminderte Ausscheidung von Kochsalz, was den Blutdruck steigert. Gleichzeitig erhöht er die Konzentration der Neutralfette (Triglyceride) im Blut, welche die Entwicklung einer Arteriosklerose fördern, und er senkt den Spiegel des »guten« HDL-Cholesterins, das in der Lage ist, das »böse« LDL-Cholesterin aus der Gefäßwand zu lösen und zur Leber zu transportieren, wo es weiter z. B. zu Gallensäuren verarbeitet wird. Und schließlich fördert die Insulinresistenz auch die Entwicklung einer Zuckerkrankheit.

Folgen eines erhöhten Insulinspiegels

- verminderte Ausscheidung von Kochsalz über die Niere
- Erhöhung der Neutralfette im Blut
- Senkung des HDL-Cholesterins
- Förderung der Entwicklung von Diabetes mellitus

Bereits die aufgrund der anfänglichen Insulinresistenz leicht erhöhten Blutzuckerspiegel können die arteriellen Blutgefäße schädigen. Bleibt diese Insulinresistenz über längere Zeit bestehen (was meistens der Fall ist!), kann die Bauchspeicheldrüse diese zunächst zwar durch eine Steigerung der Insulinproduktion überwinden. Allerdings erschöpft sich die Kapazität der Bauchspeicheldrüse eines Tages, und dann kehrt sich der erhöhte Insulinspiegel (Hyperinsulinämie) in einen Insulinmangel um, und es entsteht eine **Zuckerkrankheit (Typ-2-Diabetes)**.

Somit stellt das Übergewicht im Rahmen des metabolischen Syndroms vielleicht sogar den gefährlichsten Risikofaktor für die Arteriosklerose im Allgemeinen und die koronare Herzkrankheit im Speziellen dar. Je früher man diesem Risiko entgegenwirkt, desto besser lässt sich ein Schaden an den Arterien, speziell den Herzkranzgefäßen und den hirnversorgenden Gefäßen, vermeiden. Mit der Bekämpfung des metabolischen Syndroms wird so nicht nur Herzinfarkt und Schlaganfall vorgebeut, sondern sie ist auch und gerade für Menschen mit KHK, überstandenem Herzinfarkt oder Herzschwäche besonders wichtig. Denn diese Krankheiten schreiten dann nicht so schnell oder vielleicht gar nicht weiter fort, und ein zweiter oder dritter Herzinfarkt kann vermieden werden.

Da jeder weitere Infarkt die Pumpleistung des Herzens immer mehr einschränkt und unweigerlich zu einer immer stärker ausgeprägten Herzschwäche führt, wird nicht nur die Lebensqualität stetig vermindert, sondern auch die Möglichkeiten immer mehr einengt, Sport zu treiben und damit diesem Teufelskreis ein Ende zu bereiten. Deshalb gilt es, dieses metabolische Syndrom so früh wie möglich zu behandeln, und zwar mit regelmäßiger körperlicher Aktivität und einer gesunden, ausgewogenen Ernährung.

Bewegung und Sport. Jeder Übergewichtige sollte sich vor Beginn eines Sportprogramms ärztlich untersuchen lassen, denn durch das Übergewicht sind nicht nur Herz und Kreislauf stärker belastet, schließlich müssen die Muskeln bei jeder Aktivität ein größeres Gewicht bewegen. Oftmals haben auch die vielen mit dem Übergewicht verknüpften Risikofaktoren bereits zu Folgeschäden an Gefäßen, Herz und anderen Organen geführt, ohne dass der Betroffene davon etwas bemerkt haben muss.

Zur Beurteilung seiner Belastbarkeit gehört hier ebenfalls wieder die Durchführung eines **Belastungs-EKG's**. Allerdings darf man nicht, wie bei einem normal gewichtigen Menschen die geleistete Arbeit in Watt auf sein Gewicht beziehen, denn dann ergäbe die Leistung eines 120 kg schweren Menschen von 120 Watt nur eine Belastbarkeit von 1 Watt/kg Körpergewicht. Das hieße, er dürfte viele Sportarten nicht ausführen. Zwar muss jeder Übergewichtige ganz besonders vorsichtig mit einer neuen Sportart beginnen und darf die Belastung dabei nur sehr langsam steigern. Bleibt der Trainingsreiz aber auf Dauer unter einer gewissen Schwelle, dann hilft ihm die körperliche Bewegung nicht viel dabei, Gewicht zu verlieren.

Also muss man die beim Belastungs-EKG erreichte Wattzahl durch ein normales bzw. wünschenswertes Gewicht dividieren (s. Kapitel »Belastungs-EKG«, S. 46 ff). So kann der Patient zum einen aus einem größeren Angebot an Sportarten wählen und sich in einer Weise sportlich fordern, die ihn einerseits optimal beim Abnehmen unterstützt und ihm hilft, das Wunschgewicht dauerhaft zu halten. Zum anderen kann er nur so durch das Training die günstigen Effekte für Herz und Kreislauf erfahren.

Natürlich reicht regelmäßige sportliche Aktivität allein meist nicht aus, um Übergewicht abzubauen. Dazu muss man i.d.R. auch die Ernährungsgewohnheiten umstellen, was vor allem bedeutet, insgesamt weniger Kalorien und besonders weniger Fett zu sich zu nehmen. Sport hilft dabei, indem er den Kalorienverbrauch erhöht und vor allem dem so genannten **Jo-Jo-Effekt** entgegenwirkt. Der Jo-Jo-Effekt tritt bei jeder Energie reduzierten Diät auf und verfolgt das eigentlich ehrenhafte Ziel, einen Menschen in schlechten Zeiten vor dem Hungertod dadurch zu bewahren, dass der Körper bei karger Ernährung seinen Nährstoffbedarf automatisch herunterschraubt. Durch regelmäßige sportliche Betätigung gelingt ihm dies jedoch nur begrenzt.

Außerdem wirkt Sport dem bei jeder Diät unvermeidlichen **Abbau von Muskelgewebe** zumindest teilweise entgegen, da durch die Bewegung die Muskulatur wieder aufgebaut wird. Und schließlich hat Sport noch eine weitere angenehme Nebenwirkung: Durch die Erhöhung der Körpertemperatur beim Sport nimmt der Appetit – zumindest nach einer körperlichen Belastung – ab. So kann man einem quälenden Hungergefühl bei einer kalorienreduzierten Ernährung zumindest zeitweise »davonlaufen«.

Spezielle Empfehlungen für das Training. Sport zu treiben ist für viele übergewichtige Menschen schon deshalb sehr schwierig, weil es ihnen unangenehm ist, sich mit ihrem gewichtigen Körper in der Öffentlichkeit zu zeigen und ihn dort auch noch zu bewegen. Außerdem sind die sportlichen Angebote in Fitnesscentern und selbst in Gesundheitszentren nur selten auf die speziellen Bedürfnisse und Einschränkungen Übergewichtiger zugeschnitten. Deshalb gilt es, besondere Hindernisse zu überwinden, wenn man als »Dicker« sportlich aktiv werden will.

Oftmals sind übergewichtige Menschen es kaum mehr gewohnt, sich körperlich stärker zu bewegen, denn jede Bewegung bringt sie schnell ins Schwitzen und nimmt ihnen die Luft zum Atmen. Aus diesem Grund müssen sie sich ganz langsam wieder mit Bewegung anfreunden und die oft stark eingeschränkte Leistungsfähigkeit ganz langsam und vorsichtig steigern. Deshalb ist es besonders zu Beginn nicht ratsam, wenn sich Übergewichtige einer Gymnastik- oder Aerobicgruppe anschließen, mit deren Tempo sie nicht mithalten können.

In diesem Fall mag es günstiger sein, sich allein oder mit einer Freundin bzw. einem Freund auf den Weg in den Wald zum Walken, zum Fahrrad-

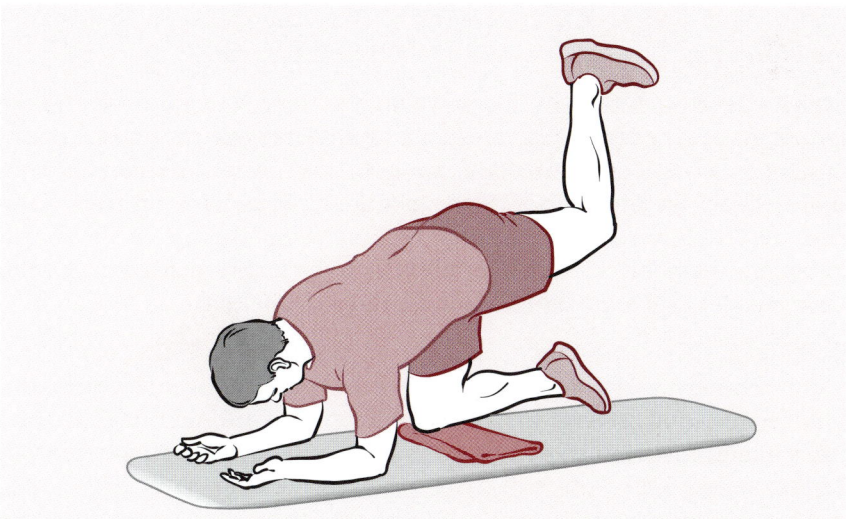

Abb. 14: Vierfüßlerstand mit durch Kissen entlasteten Knien

fahren oder langsamen Laufen zu machen oder sich nach individueller Einführung im Fitnessstudio auf einem Standfahrrad oder einem Walker so weit zu belasten, wie es einem gut tut und diese Belastung dann Schritt für Schritt zu steigern.

Übergewichtige Menschen müssen auch darauf achten, dass sie ihre Gelenke, insbesondere Hüft-, Knie- und Sprunggelenke, nicht überlasten. Deshalb ist es für sie gesünder, wenn sie beim Walken oder Bergwandern ihre Füße nach jedem Schritt sanft auf den Boden zurückführen, während sie ihren Gelenken beim Joggen einen Aufprall von bis zum Dreifachen ihres Gewichtes zumuten. Das kann bei Gelenken, die durch jahrelanges Übergewicht eventuell schon Schaden genommen und eine frühzeitige Arthrose entwickelt haben, zu schmerzhaften Folgen führen. Auch die Wirbelsäule muss bei einem Bewegungsprogramm für Übergewichtige besondere Beachtung erfahren, da ein dicker Bauch und bei Frauen oft auch eine große Brust der Schwerkraft folgend nach vorne unten ziehen und Bandscheiben wie Wirbelgelenke stark belasten. Deshalb ist es wichtig, dass durch Ausdauerbelastungen nicht nur Herz und Kreislauf gestärkt werden, sondern durch Wirbelsäulengymnastik, Bauch- und Beckenbodentraining, die Muskulatur des Rumpfes gestärkt und die aufrechte Haltung gekräftigt wird.

Schließlich sollten übergewichtige Menschen auch darauf Rücksicht nehmen, dass ihnen bei bestimmten Sportarten möglicherweise ihre Fettpolster im Wege sind, so z. B. umfangreiche Oberschenkel beim Laufen oder ein dicker Bauch bei Gymnastik- und Aerobicübungen.

Welche Sportart für einen übergewichtigen Menschen am besten geeignet ist, hängt wieder einmal davon ab, ob das Übergewicht und die damit zusammenhängenden Risikofaktoren (s. u.) zu Folgeschäden an Gefäßen und Organen geführt haben. Sind noch keine Schäden zu finden, dann sind natürlich Ausdauersportarten die beste Empfehlung, da sie sowohl zu einem vermehrten Fettabbau führen als auch den Auswirkungen des Übergewichts auf Herz und Kreislauf entgegenarbeiten.

Doch auch dicke Menschen benötigen in den meisten Fällen einen Aufbau ihrer meist verkümmerten Muskulatur, wozu kräftigende Gymnastik bis hin zu Krafttraining im Fitnesscenter beitragen. Allerdings ist hier umso mehr Vorsicht geboten, je mehr die Gesundheit durch das Gewicht beeinträchtigt ist.

Gerade bei Menschen mit zu hohem Körpergewicht steht der Spaß an der Bewegung ganz im Vordergrund der Wahl »ihrer« Sportart, zumal das Gewicht ihnen oft sehr viel Lebensfreude nimmt; nicht wenige leiden deswegen sogar an Depressionen und ziehen sich aus dem sozialen Leben mehr und mehr zurück.

Übergewicht und Sport: Was ist zu beachten?

- langsame Gewöhnung an Bewegung und Sport
- vorsichtige Steigerung der Leistung
- Ausdauersportarten bevorzugen
- aufbauendes Krafttraining in das Programm integrieren
- Schonung von Gelenken, insbesondere Hüft-, Knie- und Sprunggelenken durch und im Sport
- Der Spaß steht im Vordergrund!

Diabetes mellitus

Der aufgrund von Überernährung und Übergewicht sowie einer erblichen Disposition meist erst im Erwachsenenalter auftretende **Typ-2-Diabetes** macht **90 Prozent** aller Formen der Zuckerkrankheit aus. Neben einigen seltenen Formen spielt der Typ-1-Diabetes noch eine wichtige Rolle, der oft schon im Kindes- oder Jugendalter auftritt.

Diabetes mellitus

Typ-1-Diabetes: absoluter Insulinmangel vom Beginn der Erkrankung an, erfordert eine lebenslange Behandlung mit Insulin

Typ-2-Diabetes: relativer Mangel an Insulin, meist über eine Insulinresistenz mit anfangs erhöhten Insulinspiegeln

---

Ohne entsprechende Behandlung mündet ein Diabetes mellitus in eine Überzuckerung, die zu verschiedenen **Symptomen** wie **Müdigkeit, Leistungsminderung, Gewichtsabnahme, starkem Durst, vermehrtem Wasserlassen** bis hin zum **Bewusstseinsverlust (diabetisches Koma)** führen kann. Zu einer bedrohlichen Unterzuckerung (hypoglykämisches Koma) kommt es hingegen vor allem durch eine Überdosierung von Insulin oder blutzuckersenkenden Medikamenten.

Neben diesen akuten Symptomen einer Zuckerkrankheit, die bei einer guten Einstellung heute selten vorkommen, sind vor allem die **Spätfol-**

gen des Diabetes gefürchtet, da sie sich schleichend entwickeln und zu einem frühen Tod bzw. zu starken Einschränkungen des Wohlbefindens und zu erheblichen Behinderungen führen können. Im Vordergrund stehen dabei die frühzeitige Ausbildung einer **Arteriosklerose** mit den wichtigsten Folgekrankheiten **Herzinfarkt**, **Schlaganfall** und **Durchblutungsstörungen** in den Beinen sowie die für die Zuckerkrankheit typische Veränderungen an den kleinen Arterien, die zum **Nierenversagen** und zur **Erblindung** führen können.

Außerdem kommt es bei vielen Diabetikern zu einer Erkrankung des Nervensystems, der so genannten **Polyneuropathie**, die wiederum mit Schmerzen, aber auch einer verminderten Schmerzwahrnehmung, mit Sensibilitätsstörungen sowie mit Nervenlähmungen und Störungen der Regulation vieler Körpervorgänge durch das unwillkürliche Nervensystem (autonome diabetische Polyneuropathie) einhergehen kann.

Unabhängig vom Typ der Zuckerkrankheit dürfen und sollen sich alle Diabetiker körperlich bewegen bzw. Sport treiben, zumal die günstigen Wirkungen auf Herz und Kreislauf in gewissem Maße eine frühzeitige Arteriosklerose bremsen kann. Alle Diabetiker müssen dabei beachten, dass sie die Insulindosis an die körperliche Leistung anpassen. Auch Typ-2-Diabetiker, die mit Blutzucker senkenden Tabletten behandelt werden, müssen die Dosis der Medikamente ebenfalls entsprechend der geplanten körperlichen Aktivität herabsetzen.

Grundsätzlich sollte der Blutzucker vor, während und nach der Belastung möglichst mehrmals vom Patienten selbst bestimmt werden. Nicht nur während, sondern auch noch einige Zeit nach aktiver sportlicher Betätigung kann der Blutzucker stark absinken, deshalb sollte jeder Diabetiker beim Sport immer Glukoseriegel oder Traubenzucker dabeihaben.

Sport und Unterzucker

Typische Warnzeichen eines Unterzuckers sind:

- Heißhunger
- Unruhe
- vermehrtes Schwitzen, schneller Puls, Zittern
- eventuell Übelkeit, Erbrechen und Schwäche
- Kopfschmerzen
- Stimmungsschwankungen
- Konzentrationsmangel
- Sehstörungen

Es ist wichtig, beim Auftreten solcher Symptome immer den Blutzucker zu bestimmen, da sie nicht grundsätzlich Ausdruck eines Unterzuckers sind. **Auf keinen Fall** sollte man bei jedem Zittern oder Schwächegefühl Traubenzucker, ein Stück Brot oder Ähnliches zu sich nehmen (da die Einstellung des Zuckers dadurch sehr erschwert wird), sondern erst, wenn die Zuckermessung einen Unterzucker anzeigt.

Liegt der Blutzucker vor einer geplanten sportlichen Aktivität über 300 mg/dl oder unter 70 mg/dl, so muss der Betreffende diese Aktivität verschieben, denn ein solcher erhöhter bzw. erniedrigter Zucker lässt sich in kurzer Zeit nicht ausreichend normalisieren.

Ein mit Insulin behandelter Diabetiker sollte möglichst 60 bis 90 Minuten vor einer körperlichen Anstrengung kein Insulin spritzen bzw. die Aktivität später als 90 Minuten nach der Spritze beginnen. Außerdem ist es wichtig, dass insulinpflichtige Diabetiker das Insulin möglichst an einer Körperstelle unter die Haut spritzen, die nicht unmittelbar zu dem Bereich gehört, der bei der Belastung stark bewegt wird. Denn aus einem solchen Bereich wird das Insulin bei Bewegung schneller als in Ruhe in die Blutbahn aufgenommen und kann dann zu einer Unterzuckerung führen.

Um eine nächtliche Unterzuckerung zu vermeiden, die sich auffgrund der Gegenregulationen des Körpers am nächsten Morgen oft in Form eines erhöhten Nüchternblutzuckers äußert (und deshalb oft falsch interpretiert und behandelt wird), sollte man auf sportliche Aktivitäten am späten Nachmittag und Abend möglichst verzichten.

Die Insulinmenge oder die Dosis der eingenommenen Medikamente muss exakt an die geplante Aktivität, deren Dauer und Intensität angepasst werden. So sollte ein Patient, der eine längere Ausdauerbelastung von 50 bis 70 Prozent seiner maximalen Leistungsfähigkeit geplant hat, die Insulindosis um die Hälfte bis zu zwei Dritteln reduzieren. Am besten ist es, die genaue Dosis durch regelmäßige Blutzuckerkontrollen vor, während und nach dem Training herauszufinden. Dagegen kann ein Patient mit Herzschwäche, der sich z. B. im Rahmen einer Herzsportgruppe nur gering und dabei vornehmlich im Sitzen belastet, seine Insulin- bzw. Medikamentendosis in den meisten Fällen beibehalten.

Was muss vor dem Sport beachtet werden?

- keine sportlichen Aktivitäten bei Blutzuckerwerten > 300 mg/dl bzw. < 70 mg/dl
- 60–90 Minuten vor dem Sport kein Insulin mehr spritzen
- kein Insulin in stark bewegte Körperpartien spritzen
- wenn möglich, kein Sport mehr am späten Nachmittag oder Abend
- Reduktion der Insulindosis, Anpassung an die sportliche Belastung durch regelmäßige Blutzuckerkontrollen

Da regelmäßige sportliche Aktivität zu einer Gewichtsabnahme führen kann, muss die Insulin- bzw. Medikamentendosis eventuell entsprechend dieser Veränderung in regelmäßigen Abständen gesenkt werden – was letztlich eine günstige Folge der körperlichen Betätigung ist. Bereits die erhöhte Empfindlichkeit des Körpers auf Insulin durch regelmäßigen Sport kann eine Senkung der Insulindosis erfordern.

Leistungsfähigkeit bei diabetischen Folgeerkrankungen. Vor dem Beginn oder der Wiederaufnahme einer sportlichen Betätigung muss bei allen Diabetikern genau untersucht werden, ob die Erkrankung bereits zu Folgeschäden wie z. B. zu einer koronaren Herzkrankheit geführt hat. Dann gelten die im Kapitel »Bewegung und Sport bei koronarer Herzkrankheit« (s. S. 51 ff) aufgeführten Empfehlungen. – Wichtig ist jedoch auch, dass viele Diabetiker unter einer Störung der Nervenfunktion leiden, was sich u. a. in einer verminderten Empfindlichkeit gegenüber Schmerzen äußert.

Dadurch werden kleinere Verletzungen oft nicht sofort wahrgenommen und das Training häufig trotzdem fortgesetzt. Dies wiederum kann zusammen mit der beeinträchtigten Wundheilung und Infektabwehr beim Diabetes mellitus zu ausgedehnten, häufig infizierten und schlecht heilenden Wunden führen, die nicht nur die weitere sportliche Betätigung verhindern, sondern auch eine vitale Bedrohung für das befallene Körperglied und den gesamten Menschen darstellen. Deshalb sollten sportlich aktive Diabetiker besonders darauf achten, dass es nicht durch falsche Schuhe oder Strümpfe zu Druckstellen oder Abschürfungen an den Füßen kommt. Auch sollten sie bei jeder kleinsten Verletzung sofort den Arzt aufsuchen.

Eine weitere Komplikation der Zuckerkrankheit ist ein **chronisches Nierenversagen** (Niereninsuffizienz), das über verschiedene Mechanismen zu einer deutlichen Leistungsminderung führt. Dennoch sollten auch und gerade Diabetiker mit eingeschränkter Nierenfunktion körperlich aktiver werden, allerdings erfordert eine langjährige Zuckerkrankheit die genaue ärztliche Beurteilung der Belastbarkeit vor dem Beginn der sportlichen Aktivität und weitere regelmäßige Kontrolluntersuchungen.

Schließlich bewirkt eine seit längerem bestehende Zuckerkrankheit nicht selten Veränderungen an den Blutgefäßen im Auge, die Blutungen, eine Minderdurchblutung sowie eine teilweise Ablösung der Netzhaut zur Folge haben und das Sehvermögen bis hin zur Erblindung beeinträchtigen können. Diabetiker – in diesem Fall sind Typ-1-Diabetiker häufiger betroffen – mit einer solchen **diabetischen Retinopathie** sollten alle intensiven Kraftanstrengungen – insbesondere Gewichttraining – meiden, da hierdurch der Blutdruck sehr stark ansteigen und sich die Veränderungen am Auge verschlimmern können. Auch für die Augen ungünstige Körperhaltungen, wie z. B. Kopfstand, müssen gemieden werden.

Welcher Sport bei Zuckerkrankheit? Wie auch bei Bluthochdruck und koronarer Herzkrankheit sind dynamische Ausdauerbelastungen für Diabetiker die günstigsten Sportarten. Empfehlenswert sind dabei Bewegungsformen, bei denen möglichst viele Muskelgruppen eingesetzt werden, z. B. Walking, Wandern, langsames Jogging, Bergwandern und Skilanglauf. Da beim Fahrradfahren ein großer Teil des Körpers auf dem Sattel ruht, wird diese Sportart weniger empfohlen. Auch das vorwiegend auf Ausdauerbelastung basierende Rollschuhlaufen oder Inlineskating gilt für Diabetiker als weniger geeignet, da es ein hohes Verletzungsrisiko mit sich bringt.

Da viele Zuckerkranke – insbesondere Typ-2-Diabetiker – ihr Leben lang nicht viel Sport betrieben haben, muss ihre Muskulatur auch durch leichtes Krafttraining aufgebaut werden, wobei sie die schwache Muskulatur vorsichtig und mit nur geringer Belastung trainieren sollten. Intensives Krafttraining ist hingegen nur in den Fällen erlaubt, in denen die Zuckerkrankheit noch keinerlei Folgeschäden an Gefäßen und Organen hervorgerufen hat.

Je besser der Blutzucker eingestellt ist und je weniger Folgeschäden die Krankheit bislang hervorgerufen hat, desto stärker darf sich der Patient belasten. Hochleistungssport kann jedoch aufgrund der nicht ausreichenden Energiebereitstellung unter maximaler Belastung i.d.R. nicht durchgeführt werden. Potenziell gefährliche Sportarten wie Tauchen, Fliegen, Trekkingtouren und extremes Bergsteigen sind deshalb nicht möglich, da der Patient immer in eine Unterzuckerung geraten kann, die rasche Hilfe erfordert.

Auch bei der Zuckerkrankheit ist das **Belastungs-EKG** der wichtigste Test zur Bestimmung der individuellen Belastbarkeit des einzelnen Patienten. Der Herzrhythmus sollte vor Beginn einer sportlichen Betätigung durch ein Langzeit-EKG überprüft werden, da infolge einer Beeinträchtigung der Steuerungsfunktionen des vegetativen Nervensystems durch die Polyneuropathie Rhythmusstörungen bei Diabetikern häufiger als bei Gesunden auftreten. Diese Rhythmusstörungen können durchaus auch einmal in lebensbedrohliches Kammerflimmern übergehen.

Geht man den möglichen Gefahren durch eine sportliche Betätigung weitgehend aus dem Weg und passt die Belastung an die eigene Leistungsfähigkeit sowie die Insulindosen an die gewählten Belastungen an, dann ist Bewegung und Sport für jeden Diabetiker geeignet. Sport ist für nahezu alle Diabetiker, auch für jene mit fortgeschrittener Nierenfunktionsstörung, ein probates Mittel, um ihre Leistungsfähigkeit und Lebensqualität zu steigern und negative Auswirkungen bzw. Begleiterscheinungen der Zuckerkrankheit, z. B. Bluthochdruck und Fettstoffwechselstörungen, zu verringern.

Rauchen

Rauchen ist ebenfalls ein gefährlicher Risikofaktor für die Arteriosklerose im Allgemeinen und die koronare Herzkrankheit im Speziellen. Nach zahlreichen Studien steigt die Gefahr, an einem Herzinfarkt oder Schlaganfall zu sterben, durch das Rauchen von nur 10 Zigaretten am Tag bei Männern um 18 Prozent und bei Frauen sogar um über 30 Prozent gegenüber Nichtrauchern. Die Lebenserwartung steigt zwar wieder an, wenn man mit dem Rauchen aufhört, sie erreicht jedoch nicht mehr diejenige von Menschen, die noch nie geraucht haben.

Die Mechanismen, mit denen Zigarettenrauchen eine frühzeitige Arteriosklerose verursacht, sind vielfältig und noch nicht in allen Einzelheiten aufgeklärt. Im Folgenden werden einige wichtige Aspekte aufgeführt.

Zigarettenrauch schädigt die innere Auskleidung der **arteriellen Blutgefäße** (Endothel) und macht sie dadurch anfälliger für das Eindringen von Cholesterinmolekülen. LDL-Cholesterin, das ohnehin bei der Entstehung der Arteriosklerose eine Schlüsselrolle spielt, wird durch Zigarettenrauch vermehrt oxidiert, wodurch es noch aggressiver wird. Außerdem sinkt durch Zigarettenrauchen der Spiegel des gefäßschützenden HDL-Cholesterins im Blut, das in der Lage ist, LDL-Cholesterin sogar aus der Gefäßwand wieder zu lösen und zur Leber zu transportieren.

Zigarettenrauchen führt dazu, dass sich die Arterien stärker zusammenziehen, und es kann sogar **Gefäßkrämpfe** auslösen, was in den von diesen Gefäßen versorgten Geweben eine Minderdurchblutung bewirkt. Durch die Engstellung der arteriellen Gefäße nimmt bereits nach dem Rauchen einer Zigarette die Temperatur im Bereich der Finger um bis zu 0,8 °C ab.

Mit dem Rauchen einer Zigarette kann die Herzfrequenz um 10 bis 20 Schläge pro Minute zunehmen. Gleichzeitig steigt der **Blutdruck** an, was zusammen mit dem **beschleunigten Puls** dem Herzen eine erhöhte Leistung abverlangt und dadurch den Sauerstoffbedarf des Herzens erhöht.

Rauchen bewirkt außerdem eine vermehrte Ausschüttung von Entzündungsstoffen, die dazu führen können, dass die dünne Oberfläche der arteriosklerotischen Plaques angegriffen wird und rascher einreißt. Die anschließende Bildung eines Blutgerinnsels auf einem solchen eingerissenen Plaque in einem Herzkranzgefäß hat nicht selten einen Herzinfarkt zur Folge.

In die gleiche Richtung geht auch die Aktivierung von Teilen des Gerinnungssystems durch einige Inhaltsstoffe des Zigarettenrauchs. So nimmt die Bereitschaft des Blutes zur Gerinnselbildung zu, die sich nun auch schon auf leichtgradig veränderten Gefäßbereichen ablagern können.

Aus all diesen Gründen, die Zigarettenrauchen zu einem gefährlichen Risikofaktor für die koronare Herzkrankheit und andere Formen der Arteriosklerose machen, sollte jeder Raucher diese Gewohnheit so schnell wie möglich wieder ablegen. Zwar haben einige Studien ergeben, dass Sport treibende Raucher ein deutlich niedrigeres Risiko haben, an einer

---

Schädigende Wirkungen des Rauchens auf Herz und Gefäße

- Schädigung der Gefäß auskleidenden Gewebes (Endothel)
- Oxidation des LDL-Cholesterins, Absinken des HDL-Cholesterins
- verstärktes Zusammenziehen der Gefäße bis hin zu Gefäßkrämpfen
- Erhöhung von Puls und Blutdruck
- vermehrte Ausschüttung von Entzündungsstoffen
- Erhöhung des Risikos der Gerinnselbildung

koronaren Herzkrankheit zu erkranken, als nicht rauchende Untrainierte. Allerdings schränkt das Rauchen die körperliche Leistungsfähigkeit auch deutlich ein. So können bereits zehn gerauchte Zigaretten bei gesunden Versuchspersonen dazu führen, dass das Herz bei jedem Schlag 16 Prozent weniger Blut in den Körper pumpt. Durch das Rauchen wird vor allem die Ausdauer deutlich beeinträchtigt, was vorwiegend durch folgende Veränderungen verursacht wird:

Ein Teil des beim Rauchen eingeatmeten Kohlenmonoxids (CO) verbindet sich mit dem roten Blutfarbstoff in den roten Blutkörperchen. Dadurch stehen dem Transport von Sauerstoff, dem der rote Blutfarbstoff eigentlich dient, weniger Transportvehikel zur Verfügung. Bei einem chronischen Raucher sind etwa 5 Prozent des roten Blutfarbstoffs mit Kohlenmonoxid besetzt, bei einem starken Raucher fallen bis zu 10 Prozent durch diese Blockierung für den Sauerstofftransport aus.

Negative Auswirkungen des Rauchens auf die Sauerstoffversorgung

- Besetzung der Sauerstoffbindungsstellen der roten Blutkörperchen durch Kohlenmonoxid aus dem Zigarettenrauch
- Erhöhung des Widerstandes in den Atemwegen

Der Zigarettenrauch erhöht den Widerstand in den Atemwegen um das Zwei- bis Dreifache, wodurch die Sauerstoffaufnahme in die Lunge stark herabgesetzt ist. Damit wirkt sich das Rauchen gerade auf die für die meisten Herzpatienten empfohlenen dynamischen Ausdauersportarten ungünstig aus – was ein weiteres Argument dafür ist, sich von dieser Abhängigkeit endgültig zu lösen.

Wie man dies am besten erreicht, dafür gibt es keine Patentlösung. Aber sportliche Betätigung ist auf jeden Fall ein gutes Mittel, um dem anfangs oft quälenden Bedürfnis nach einer Zigarette einfach davonzulaufen. Solche sportliche Aktivitäten machen auf ihre Weise Spaß, lenken von dem Objekt des Begehrens ab und bringen den Sportler so außer Atem, dass er zumindest im Anschluss an den Sport keinen Appetit auf eine Zigarette mehr verspürt.

Bewegung und Sport bei Herzfehlern

Herzfehler sind i.d.R. angeboren. Dabei reicht das Spektrum von leichten und kaum die Leistungsfähigkeit beeinträchtigenden Veränderungen bis hin zu schweren Herzfehlern, die früher oder später eine operative Korrektur erfordern. Bei Patienten mit Herzfehlern bzw. nach deren Operation muss die sportliche Aktivität – wie bei allen anderen Herzkrankheiten auch – individuell an die Belastbarkeit angepasst werden. Nur so erfährt der Patient durch den Sport eine Verbesserung seiner Lebensqualität, ohne dass der Sport zum Risiko wird. Aufgrund der Vielzahl an Herzfehlern, die allein oder in Kombination vorkommen, können nachfolgend nur einige der wichtigsten dargestellt werden.

Viele der unkomplizierten angeborenen Herzfehler werden bereits im Kindesalter – meist vor der Einschulung – operativ korrigiert. Nach dem frühzeitigen Verschluss eines Vorhof- oder Ventrikelseptumdefektes sowie eines offenen Ductus arteriosus Botalli kann der betroffene Patient meist als gesund und normal belastbar eingestuft werden. Komplexe und kombinierte Herzfehler erfordern dagegen oft mehrere Operationen, die jedoch so gut wie nie eine vollständige Normalisierung der Herzfunktion und eine normale Sporttauglichkeit herbeiführen können.

Vorhofseptumdefekt

Rechter und linker Vorhof des Herzens sind durch eine Scheidewand getrennt, das so genannte Vorhofseptum. Ein **Vorhofseptumdefekt** ist eine krankhafte Verbindung zwischen den beiden Herzvorhöfen, die in aller Regel angeboren ist. In den meisten (unkomplizierten) Fällen fließt während der Füllungsphase des Herzens über diese Öffnung im Vorhofseptum Blut aus dem linken in den rechten Vorhof. Dieses Blut gelangt dann in die rechte Herzkammer und wird von dort in die Lunge gepumpt.

Die vermehrte Blutmenge, die nun zu einer übermäßigen Durchblutung der Lunge führt, geht dem großen Kreislauf verloren, denn es wird genau diese Blutmenge weniger in den Körperkreislauf gepumpt. Bei einem kleinen Defekt in der Vorhofscheidewand spielt dies keine Rolle, und selbst bei einer größeren Verbindung zwischen beiden Vorhöfen ist hauptsächlich der Blutüberschuss der Lunge Ursache für weitere krankhafte Folgeerscheinungen.

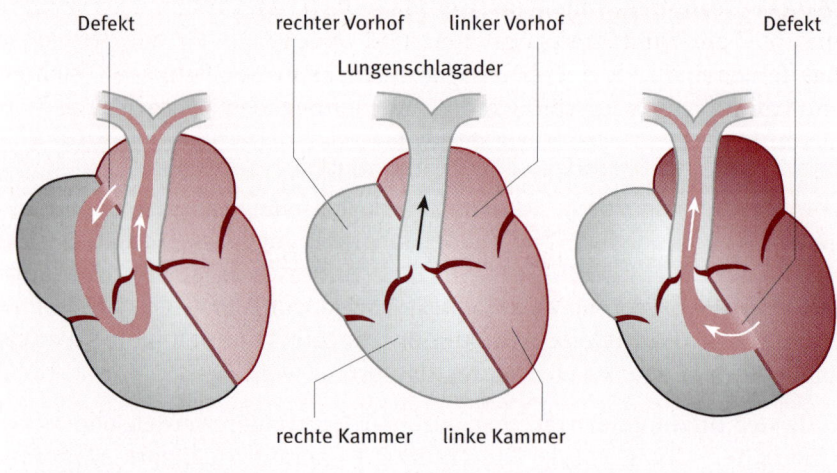

Vorhofscheidewand-Defekt   normales Herz   Kammerscheidewand-Defekt

Abb. 15: Verschiedene Formen des Herzseptumdefektes. Beim Vorhofscheidewand-Defekt fließt sauerstoffreiches Blut vom linken in den rechten Vorhof, beim Kammerscheidewand-Defekt von der linken in die rechte Herzkammer. Von dort fließt das Blut dann jeweils erneut in die Lunge.

Über einen Reflex bewirkt die vermehrte Lungendurchblutung nämlich eine Erhöhung des Widerstandes in den Lungengefäßen, woraufhin die rechte Herzkammer gegen einen stetig steigenden Druck anarbeiten muss. Auch wenn es meist Jahre dauert, kann das rechte Herz diesen Druck eines Tages nicht mehr überwinden; dann kehrt sich die Flussrichtung um und sauerstoffarmes Blut aus dem rechten Vorhof fließt in den linken und gelangt über die linke Herzkammer in den Körperkreislauf.

Kleine Verbindungen, über die nur wenig Blut vom linken in den rechten Vorhof fließt, verursachen i.d.R. keine Beschwerden und stellen auch keine Einschränkung für sportliche Betätigungen innerhalb des Schul- oder Breitensports dar. Allerdings wird selbst bei kleinsten Defekten Leistungssport nur in Ausnahmefällen erlaubt, da hier die Anforderungen heute extrem hoch sind und auch die kleinste krankhafte Veränderung Höchstleistungen entgegen steht. Außerdem kann sich, wie oben beschrieben, die Krankheit im Laufe der Zeit verschlechtern, was dem Leistungssport dann bald Grenzen setzen würde.

Operiert wird ein Vorhofseptumdefekt möglichst im Kindesalter vor der Einschulung. Ein Mensch mit operativ verschlossenem Vorhofseptumdefekt gilt als herzgesund und ist i.d.R. auch wieder maximal belastbar.

Manche Vorhofseptumdefekte werden jedoch erst im Erwachsenenalter und oft rein zufällig diagnostiziert und operiert. Dann hat der Defekt häufig schon zu einer Erhöhung des Drucks in den Lungenarterien geführt, was die körperliche Leistungsfähigkeit deutlich einschränkt.

Durch das zwischen den Vorhöfen pendelnde Blutvolumen vergrößern sich die Vorhöfe, was häufig mit Herzrhythmusstörungen, insbesondere Vorhofflimmern, einhergeht. Vorhofflimmern wiederum bewirkt eine Abnahme der Herzleistung um bis zu 20 Prozent.

Vor allem bei älteren Patienten mit Vorhofseptumdefekt ist das Belastungs-EKG die wichtigste Methode zur Beurteilung der individuellen Leistungsfähigkeit; die Echokardiographie gibt weiteren Aufschluss über das Ausmaß der Veränderung. Abhängig von der Schwere des Defekts ist die Spannbreite der Belastbarkeit bei Menschen mit Vorhofseptumdefekt sehr unterschiedlich: Sie reicht von der Erlaubnis stark belastender Sportarten (z.B. bei einem in der Kindheit erfolgreich verschlossenen Defekt, z.T. auch als Leistungssport) bis hin zur Teilnahme an einer Herzgruppe (z.B. bei geringer Belastbarkeit von meist älteren Patienten mit nicht operierbaren Vorhofseptumdefekten).

Ventrikelseptumdefekt

Beim meist angeborenen Ventrikelseptumdefekt (VSD) stehen linke und rechte Herzkammer durch eine Öffnung in der Kammerscheidewand miteinander in Verbindung. Dabei wird während des Pumpvorgangs des Herzens (Systole) nicht nur Blut in den großen Kreislauf transportiert, sondern es wird auch ein Teil des in der linken Herzkammer befindlichen Blutes über die rechte Herzkammer in den kleinen Lungenkreislauf gepumpt. Diese im Vergleich zum gesunden Herzen vermehrte Blutmenge fließt dann aus der Lunge wieder zurück in den linken Vorhof und die linke Kammer, wodurch diese vor allem durch ein größeres Volumen belastet sind. Abhängig von der Größe ruft ein solcher Defekt gar keine Beschwerden hervor bzw. kann bereits in den ersten Lebensmonaten zu einer Herzschwäche führen.

Alle größeren und Beschwerden hervorrufenden Ventrikelseptumdefekte werden daher möglichst früh operativ verschlossen. Nur bei sehr kleinen Defekten wartet man ab, zumal sich einige dieser Öffnungen in den ersten Lebensjahren auch von selbst verschließen können. Wird ein größerer Ventrikelseptumdefekt jedoch nicht frühzeitig operativ verschlossen, kann die vermehrte Durchblutung der Lunge zu einem Umbau der Lungengefäße führen, die dem Blut im Laufe der Zeit einen immer größeren Widerstand entgegensetzen.

Schließlich kann es zu einer Flussumkehr (Eisenmenger-Reaktion) kommen, so dass durch die Öffnung in der Kammerscheidewand sauerstoffarmes Blut aus der rechten Kammer in die linke fließt und von dort in den großen Kreislauf gepumpt wird. Durch den Sauerstoffmangel erscheinen Schleimhäute und Haut des Betroffenen nun bläulich verfärbt, gleichzeitig nimmt seine Leistungsfähigkeit erheblich ab. Außerdem können sich eine Herzschwäche mit Atemnot sowie gefährliche Rhythmusstörungen entwickeln.

Die **sportliche Belastbarkeit** eines Patienten ist auch beim Ventrikelseptumdefekt wiederum stark davon abhängig,

- ob die Öffnung bereits in der Kindheit operativ verschlossen wurde, bevor sie zu einer Widerstandserhöhung im Lungenkreislauf führte,
- ob nur ein unbedeutend kleiner Defekt besteht oder
- ob eine solche Erkrankung erst spät behandelt wird, wenn sie bereits zu schweren Schäden geführt hat.

Ein Mensch mit operativ verschlossenem Ventrikelseptumdefekt bzw. spontanem Verschluss dieser krankhaften Verbindung beider Herzkammern wird i.d.R. als gesund angesehen und gilt als voll belastbar – bis hin zum Leistungssport. Dagegen sollte auch ein gut belastbarer Mensch mit kleinem, nicht operationsbedürftigem VSD keinen Leistungssport betreiben; er kann sich aber sonst relativ hoch belasten. Je größer die Schäden bereits sind, die ein großer, unbehandelter VSD an Herz und Gefäßen angerichtet hat, desto geringer ist die Leistungsfähigkeit des Betroffenen. Dennoch sollte auch ein Mensch mit schwerem VSD und eventuellen Folgeschäden an einem Bewegungsprogramm auf geringer Belastungsstufe teilnehmen, um zumindest einen Teil ihrer Leistungsfähigkeit zu erhalten und die Lebensqualität zu erhöhen. Wie hoch sich ein Patient mit Folgeschäden aufgrund eines größeren, nicht operierten Ventrikelseptumdefekts belasten darf, entscheidet in erster Linie das Belastungs-EKG.

Offener Ductus arteriosus Botalli

Da das ungeborene Kind im Mutterleib nicht selbst atmet und sauerstoffreiches Blut von der Mutter erhält, wird die Lunge vor der Geburt nur durch wenige Gefäße durchblutet, während das Blut aus dem rechten

Herzen über eine Art Kurzschlussverbindung zum größten Teil an der Lunge vorbei direkt in den großen Kreislauf geleitet wird.

Nach der Geburt verschließt sich dieser Kurzschluss (Ductus arteriosus Botalli) zwischen Lungenarterien und Aorta in den meisten Fällen innerhalb von Stunden bis Tagen. Vor allem bei Frühgeborenen oder nach einer Rötelninfektion der Mutter während der Schwangerschaft verzögert sich dieser Verschluss oder bleibt gänzlich aus.

Jeder Ductus arteriosus Botalli, der sich nicht spontan schließt, muss möglichst früh verschlossen werden – auch die kleineren, da besonders bei ihnen die Gefahr einer Entzündung droht. Heute wird ein solcher Verschluss in erster Linie mit verschiedenen Kathetertechniken durchge-

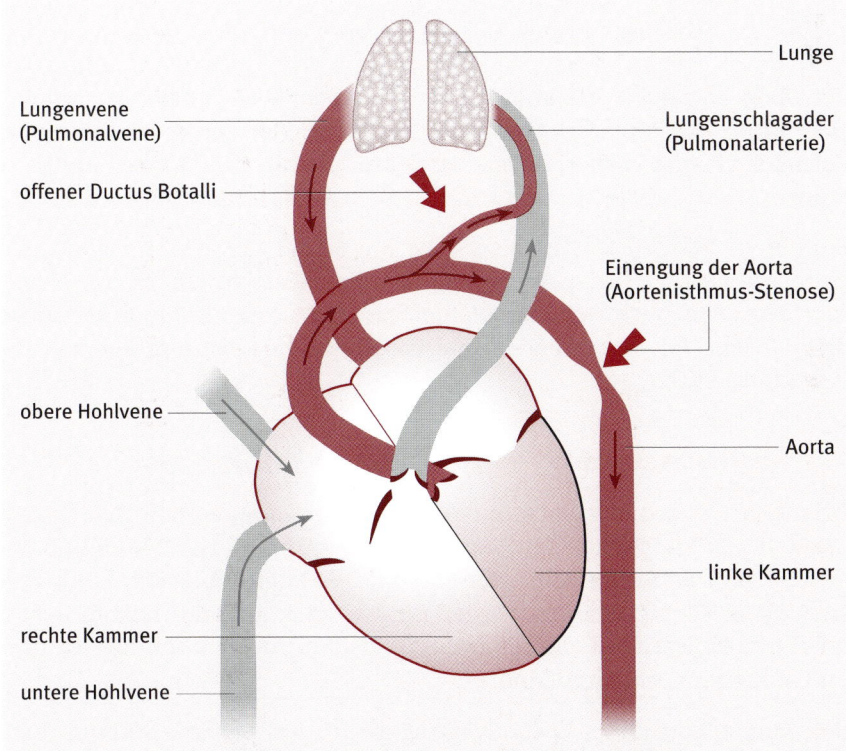

Abb. 16: Vorgeburtlicher Blutkreislauf mit Ductus arteriosus Botalli. Über den Ductus fließt Blut aus der Aorta wieder in die Lunge zurück. Bei der angeborenen Aortenisthmus-Stenose bleibt der Ductus häufig auch nach der Geburt noch offen.

führt, wobei der Katheter meist über eine Arterie in der Leiste bis in die Aorta und in den Ductus vorgeschoben wird. Nur wenn dies nicht möglich ist, eröffnet man den Brustkorb, durchtrennt den offenen Ductus arteriosus Botalli und übernäht die beiden Enden.

Wurde jedoch im Kindesalter ein offener Ductus arteriosus Botalli übersehen oder aus anderen Gründen nicht verschlossen, gelangt bei jedem Herzschlag ein Teil des Blutes aus der Aorta über den Ductus in die Lungenarterien. Dieser vermehrte Blutstrom durch die Lungen führt früher oder später zu einem Umbau der Lungenarterien. Diese Widerstandserhöhung im Lungenkreislauf kann das Herz dann eines Tages nicht mehr überwinden, so dass sich der Blutfluss nun umkehrt und sauerstoffarmes Blut aus den Lungenarterien in die Aorta und damit in den ganzen Körper gelangt.

Nach der frühzeitigen Ausschaltung dieses Kurzschlusses kann der Betroffene als gesund angesehen werden, ist normal belastbar und kann jeden Sport betreiben. Wichtig sind hier – inbesondere in der Zeit nach der Operation – regelmäßige Kontrolluntersuchungen, da ein durch einen Katheter verschlossener Ductus arteriosus Botalli sich wieder eröffnen kann.

Bei einem offenen Ductus arteriosus Botalli im Erwachsenenalter, der nicht operativ verschlossen wurde, ist die Belastbarkeit häufig eingeschränkt. Wie stark sich ein solcher Patient belasten kann, entscheidet die Schwere der Folgeschäden und vor allem die Leistungsfähigkeit im Belastungs-EKG.

Aortenisthmusstenose

Bei dieser Erkrankung ist die im Brustkorb verlaufende Hauptschlagader meist an der Stelle nach der Abzweigung der großen, Herz, Kopf und Arme mit Blut versorgenden Arterien von der Hauptschlagader stark verengt. Diese Körperregionen werden nun verstärkt und mit hohem Druck durchblutet, während Durchblutung und Blutdruck in den Beinen und im Bauchraum erniedrigt sind.

Die Hauptgefahr dieser Erkrankung ist die frühzeitige Entwicklung einer Arteriosklerose derjenigen Gefäße, die dem hohen Blutdruck ausgesetzt sind, insbesondere der hirnversorgenden und der Herzkranzgefäße. Dabei kann der auf den hirnversorgenden Gefäßen lastende Hochdruck auch zu Blutungen im Gehirn führen. Der hohe Blutdruck, gegen den das Herz anarbeiten muss, führt sehr früh im Bereich der linken Herzkammer zu einer Verdickung des Herzmuskels.

Daneben gibt es noch verschiedene andere Formen der Aortenisthmusstenose sowie die Kombination mit anderen Herzfehlern, die i.d.R. noch schwerere Folgeschäden nach sich ziehen und unbehandelt bereits im Kindesalter zum Tode führen können.

In der Regel wird eine Aortenisthmusstenose möglichst frühzeitig im Kindesalter operiert, wobei der Operateur die Verengung ausschneidet und die beiden Enden der Aorta durch eine Naht miteinander verbindet. Diese Nahtstelle kann sich erneut zusammenziehen und wieder zu einer Verengung in der Aorta führen. In diesem Fall, aber auch bei unkomplizierten Engstellen ohne Naht, wird heute zum Aufdehnen der Verengung ein Ballonkatheter eingesetzt.

Eine leicht gradige Aortenisthmusstenose muss keine Beschwerden hervorrufen und wird gelegentlich erst im Erwachsenenalter entdeckt. Dennoch sollte auch dann möglichst bald operiert werden, da mit zunehmendem Alter die Komplikationsrate bei der Operation ebenfalls größer wird. Außer geringfügigen Einengungen, die weder zu einer Blutdruckerhöhung im oberen Bereich des Körpers führen noch sonstige Beschwerden hervorrufen, sollten alle Einengungen der Aorta mit einem Druckabfall von über 20 mm Hg nach der Engstelle möglichst bald operiert werden.

Die Belastbarkeit von Patienten mit einer Aortenisthmusstenose ist oft auch nach der Operation eingeschränkt, da der Blutdruck trotz der Korrektur vor allem unter Belastungen stark ansteigt – selbst wenn er in Ruhe normal ist. Auch hier ist das Belastungs-EKG neben dem Befund nach der Operation und den möglichen Folgeschäden durch den hohen Blutdruck entscheidend für die Einstufung der Leistungsfähigkeit des einzelnen Patienten: Denn es zeigt an, wie stark sich der Patient insgesamt belasten kann und wie hoch der Blutdruck dabei steigt.

Wurde die Veränderung frühzeitig operativ entfernt und hat sie keine Auswirkungen auf den Blutdruck unter Belastung, kann die Leistungsfähigkeit hingegen als weitgehend normal angesehen werden. Ein solcher Patient kann auch sehr belastenden Sportarten nachgehen, allerdings ist Leistungssport hiervon ausgenommen.

Bewegung und Sport bei Herzklappenerkrankungen

Herzklappenfehler können sowohl angeboren als auch erworben sein. Während früher das rheumatische Fieber eine häufige Ursache von erworbenen Herzklappenfehlern war, spielt dies heute nur noch eine untergeordnete Rolle. Sie wird mehr und mehr durch degenerative Veränderungen an den Herzklappen im höheren Alter verdrängt.

Was die Belastbarkeit von Patienten mit Herzklappenerkrankungen angeht, so muss diese grundsätzlich individuell beurteilt werden, wobei das Spektrum von einer nahezu normalen Belastbarkeit bei gering gradigen Klappenfehlern bis hin zu einer starken Einschränkung der Belastbarkeit bei einer hochgradigen Einengung bzw. Schlussunfähigkeit einer Herzklappe reicht.

Anders als z.B. beim Verschluss eines Vorhofseptumdefektes vermag der operative Klappenersatz oder die Sprengung einer verengten Herzklappe durch einen Ballonkatheter die volle Gesundheit des Patienten nicht wieder herzustellen. Auch wenn viele Patienten sich dies von einer Herzklappenoperation erhoffen, können sie durch diesen Eingriff leider nicht geheilt werden; lediglich ihr Zustand wird sich verbessern.

Eine künstliche Herzklappe funktioniert niemals genauso perfekt wie eine natürliche. Das gilt für mechanische Klappen genauso wie für biologische Prothesen. Außerdem hat die Klappenerkrankung meist schon zu Herzveränderungen geführt, die sich auch nach einer Entlastung des Herzens durch den Klappenersatz nicht mehr vollständig zurückbilden können. Insbesondere die Vergrößerung der Wände der linken Herzkammer

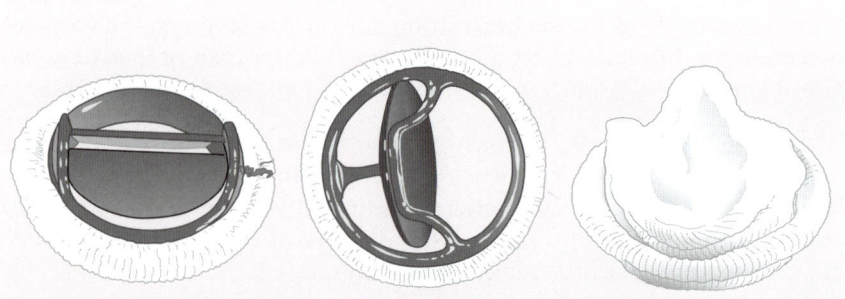

Abb. 17: Verschiedene künstliche Klappentypen

sowie Vorhofflimmern und andere Herzrhythmusstörungen sind hier zu erwähnen.

Aortenklappenstenose

Die Öffnungsfläche der Aortenklappe beträgt normalerweise 2,5 Quadratzentimeter und mehr. Ist diese Fläche um mehr als ein Drittel eingeengt, wirkt sich diese Verengung (Stenose) ungünstig auf das Herz aus. Zunächst versucht es dann, das in der linken Kammer befindliche Blut mit erhöhter Kraft durch die Engstelle zu pumpen. Diese Druckbelastung bewirkt eine Verdickung der Muskelwand der linken Herzkammer. Durch die verdickten Wände nimmt einerseits die Dehnbarkeit der linken Herzkammer ab, wodurch die Füllung beeinträchtigt wird und Blut sich vor der linken Kammer bis in die Lungen zurückstaut. Dies äußert sich in verminderter Leistungsfähigkeit und Atemnot. Gleichzeitig wird weniger Blut in den Körper gepumpt, was man – bei plötzlich starkem Abfall der Blutmenge – als Ursache für die häufig bei Aortenstenose auftretenden Ohnmachtsanfälle verantwortlich macht.

Darüber hinaus erhöht sich durch die verdickten Wände der Sauerstoffbedarf des Herzens, wobei gleichzeitig der Blutfluss in den Herzkranzgefäßen vermindert ist – was zu Angina pectoris führen kann. Wenn die Vergrößerung der linken Herzkammer einen bestimmten kritischen Wert überschreitet, kommt es zur Ausbildung einer Herzschwäche und zu einer deutlichen Verschlechterung der bisherigen Symptome.

Beschwerden treten jedoch meist erst dann auf, wenn die Öffnungsfläche der Aortenklappe auf weniger als einen Quadratzentimeter eingeschränkt ist und der Druckabfall über der Klappe mehr als 40 Prozent beträgt.

Wie stark darf sich ein Patient mit Aortenklappenstenose belasten? Entscheidend für die Leistungsfähigkeit eines Patienten mit Aortenstenose ist einerseits der Druckabfall über der Aortenklappe, der heute auf einfache Weise mit Hilfe der Doppler-Echokardiographie bestimmt werden kann, und andererseits die Belastbarkeit beim Belastungs-EKG sowie das Fehlen bzw. Vorhandensein von Beschwerden.

Bei einem **Druckabfall von weniger als 40 Prozent** über der Herzklappe, einem unauffälligen Belastungs-EKG und völliger Beschwerdefreiheit kann ein Patient mit Aortenklappenstenose weiterhin im Breiten- und Freizeitsport aktiv sein, wohingegen ihm höhergradige Belastungen und insbesondere Leistungssport nicht erlaubt werden dürfen.

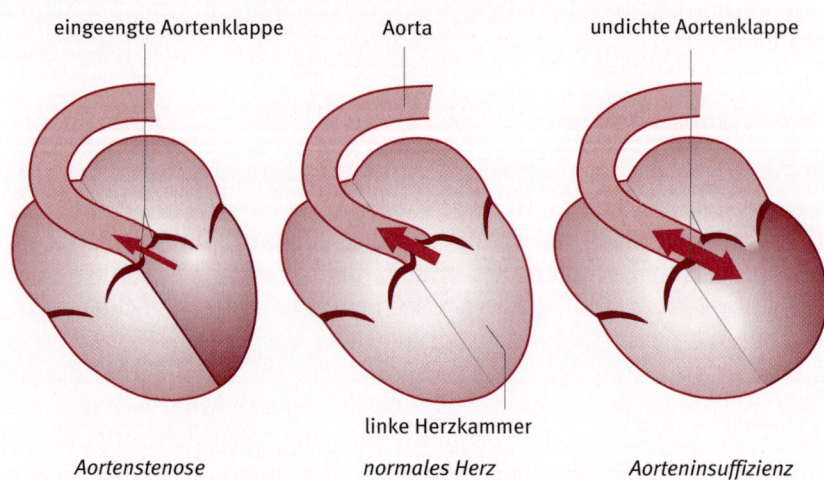

eingeengte Aortenklappe   Aorta   undichte Aortenklappe

linke Herzkammer

Aortenstenose   *normales Herz*   *Aorteninsuffizienz*

Abb. 18: Aortenstenose: Aufgrund der eingeengten Aortenklappe ist der Blutausfluss aus dem Herzen in den Körperkreislauf beeinträchtigt. Der Herzmuskel muss stärker arbeiten und verdickt sich.
Aorteninsuffizienz: Da die Aortenklappe nicht mehr richtig schließt, fließt Blut aus dem Körperkreislauf zurück in das Herz. Die linke Herzkammer vergrößert sich.

Typische Beschwerden bei höher gradiger Aortenstenose

- rasche Ermüdbarkeit
- verminderte Belastbarkeit
- Atemnot bei Belastung
- Neigung zu niedrigem Blutdruck
- Schwindel und Ohnmacht vor allem bei Belastung
- Angina pectoris

Liegt der Druckabfall über der Aortenklappe **zwischen 40 und 60 Prozent** (s. u.) oder zeigen sich typische EKG-Veränderungen, so sind nur noch leichte körperliche Aktivitäten möglich. Am besten ist ein solcher Patient in einer Herzgruppe (Übungsgruppe) aufgehoben, in der er ständig ärztlich überwacht wird und das Bewegungsprogramm vor allem auf Koordinationsübungen, Gymnastik und Spielen basiert.

● **Sport bei Aortenklappenstenose**

Druckabfall (%)	< 40	40–60	> 60
EKG-Befund	unauffällig	auffällig	auffällig
Beschwerdefreiheit	ja	möglich	möglich
Breitensport möglich	ja	nein (Herzsport-gruppe empfohlen)	nein
Leistungssport möglich	nein	nein	nein

Beim Auftreten von Symptomen sowie bei einem Druckabfall **von 60 Prozent und mehr** über der Aortenklappe auch ohne Beschwerden sollte der Patient sich möglichst bald operieren lassen und muss bis dahin jegliche körperliche Aktivität meiden.

Aortenklappenersatz

Nach operativem Ersatz der erkrankten Aortenklappe durch eine Klappenprothese fühlen sich die Patienten meist deutlich belastbarer, obwohl mehrere Studien nur eine geringe objektive Zunahme der Belastbarkeit durch die Operation nachweisen konnten. Zwar lässt sich der Druckabfall über der Aortenklappe durch die Operation deutlich verringern, unter Belastung nimmt dieser jedoch wieder deutlich zu. So steigt dieser Druckgradient bei den modernen mechanischen Aortenklappenprothesen von 9 bis 25 mm Hg (in Ruhe) auf 15 bis 40 mm Hg (unter Belastung) an. Außerdem schließt eine künstliche Klappe nicht hundertprozentig, so dass bis zu 10 Prozent des vom linken Herzen in die Aorta gepumpten Blutes wieder zurückfließen und das Herz belasten.

Bei jüngeren und Sport treibenden Patienten wird man möglichst eine **mechanische Herzklappe** einsetzen, während man bei älteren Patienten gelegentlich eine **Bioprothese** bevorzugt, die man entweder Leichen oder Herzen von Herztransplantat-Empfängern entnimmt bzw. von Schweinen oder Rindern gewinnt. Besonders bei jüngeren Patienten neigen diese Klappen zu einer frühzeitigen Verkalkung und müssen oft schon nach 5 bis 10 Jahren durch eine neue Kunstklappe ersetzt werden. Ein weiterer Nachteil von biologischen Prothesen besteht darin, dass ihre Öffnungsfläche kleiner ist als die natürliche, weshalb auch ein operierter Patient eine Klappenstenose – wenn auch in geringerem Grad – beibehält.

Zwar müsste auch ein Patient mit einem Aortenklappenersatz von den positiven Auswirkungen eines Ausdauertrainings auf Herz und Kreislauf profitieren können. In der Realität kann ein solches Training allerdings – wenn überhaupt – nur auf sehr niedriger Stufe durchgeführt werden, um das Herz durch den Anstieg des Druckabfalls über der Herzklappe nicht zu stark zu belasten. Auch könnte diese Form der Belastung der durch die Operation angestrebten Rückbildung der Wandverdickung der linken Herzkammer entgegenwirken.

Deshalb nehmen viele Patienten nach einer Herzklappenoperation an einem leichten Bewegungsprogramm (v.a. Gymnastik, Koordination, Schulung des Körperbewusstseins, Spiele) in einer Herzgruppe teil. Bewegungsformen, die höhere Kraftanstrengungen erfordern, sind hingegen tabu.

Patienten, die eine mechanische Klappe erhalten, müssen ihr Leben lang Medikamente einnehmen, welche die Bildung von Blutgerinnseln auf der Kunstklappe verhindern. Deshalb sollten sie auch Sportarten meiden, die ein hohes Verletzungsrisiko in sich bergen, z. B. Inlineskating, alpiner Skilauf oder Reitsportarten.

Wie bei allen anderen Herzerkrankungen auch muss die Belastbarkeit eines Patienten nach einer Herzklappenoperation individuell beurteilt werden. Dazu wird der Druckgradient über der künstlichen Klappe mit Hilfe der Doppler-Echokardiographie und die Leistungsfähigkeit durch ein Belastungs-EKG beurteilt. Hierbei können zwischen den einzelnen Patienten große Unterschiede bestehen. Die subjektive Besserung der Beschwerden durch die Operation darf jedoch nicht darüber hinwegtäuschen, dass die objektive Belastbarkeit in vielen Fällen durch die Operation nicht in gleichem Maße zunimmt.

Aortenklappeninsuffizienz

Unter einer Aortenklappeninsuffizienz versteht man eine mehr oder weniger starke Schlussunfähigkeit der Klappe zwischen linker Herzkammer und Hauptschlagader, so dass während der Ruhephase des Herzens ein Teil des zuvor in die Aorta gepumpten Blutes wieder in die linke Kammer zurückfließt. Dadurch muss die linke Kammer bei jedem Schlag ein um die Menge des zurückfließenden Blutes vermehrtes Volumen pumpen, woraufhin sich die linke Herzkammer vergrößert und ihre Wände sich außerdem leicht gradig verdicken.

Überschreitet das Herz eine gewisse Größe, nimmt seine Leistungsfähigkeit ab und es entwickelt sich eine Herzschwäche, die – unbehandelt – rasch fortschreiten und zum Herzversagen führen kann. Das Anpassungsvermögen des Herzens ist anfangs jedoch so groß, dass Menschen mit einer leicht- bis mittelgradigen Aorteninsuffizienz sehr lange Zeit beschwerdefrei sind. Sobald sich jedoch Zeichen einer Herzschwäche (s. S. 120 ff) mit deutlicher Abnahme der Leistungsfähigkeit und Atemnot unter Belastung sowie andere Symptome einstellen, muss der Patient möglichst bald operiert werden.

Symptome und Befunde bei Aortenklappeninsuffizienz

- anfangs meist Beschwerdefreiheit, aber häufig Herzklopfen
- hoher systolischer, niedriger diastolischer Blutdruck
- mit dem Puls einher gehendes Dröhnen im Kopf
- Blässe
- später Abnahme der Leistungsfähigkeit
- Atemnot bei Belastung und in der Nacht
- Angina pectoris
- Herzrhythmusstörungen
- Ohnmacht

Die körperliche Belastbarkeit bei Aortenklappeninsuffizienz hängt entscheidend von der Schwere dieses Klappenfehlers ab. Eine geringgradige Schlussunfähigkeit wird häufig rein zufällig entdeckt. Solange sie nicht zu einer Vergrößerung der linken Herzkammer führt und der Patient völlig beschwerdefrei ist, kann er weiterhin auch Kraft fordernde Sportarten, aber keinen Leistungssport treiben. Allerdings sollte er sich einmal im Jahr einer sorgfältigen Untersuchung durch einen Herzspezialisten unterziehen, der dabei auch eine Echokardiographie und ein Belastungs-EKG durchführt. Selbst bei einer höhergradigen Aorteninsuffizienz kann der Patient noch Freizeit- bzw. Breitensport betreiben, solange er keine Beschwerden hat. Auch er sollte jedoch zur Kontrolluntersuchung zumindest halbjährlich einen Herzspezialisten aufsuchen.

Sobald ein Patient mit Aortenklappeninsuffizienz Beschwerden (s.o.) bekommt, seine Leistungsfähigkeit abnimmt oder bei der kardiologischen Untersuchung eine deutliche Verschlechterung der Klappenerkrankung festgestellt wird, muss er möglichst bald einen operativen Klappenersatz anstreben und bis dahin körperliche Belastungen meiden.

Nach einem Aortenklappenersatz aufgrund einer höhergradigen Aorten-klappeninsuffizienz ist der Patient jedoch i.d.R. nicht wieder voll belast-bar. Vielmehr muss seine Leistungsfähigkeit nun anhand einer Echokar-diographie und eines Belastungs-EKG neu beurteilt werden. Sportarten mit hohen Belastungen sind jedoch nach einem Klappenersatz i.d.R. nicht mehr möglich. Da mechanische Herzklappen vor einer Ablagerung von Gerinnseln durch lebenslange Einnahme von gerinnungshemmen-den Medikamenten geschützt werden müssen, sollten verletzungsträch-tige Sportarten gemieden werden.

Mitralklappenstenose

Ursache einer Verengung der Mitralklappe ist in den meisten Fällen ein **rheumatisches Fieber**, eine Folgekrankheit nach einer bakteriellen In-fektion mit Streptokokken, die heute durch konsequente antibiotische Behandlung glücklicherweise immer seltener auftritt.

Bei der Mitralklappenstenose ist die Öffnung der Klappe zwischen lin-kem Vorhof und linker Herzkammer verengt. Dadurch fließt in der Ru-hephase des Herzens weniger Blut aus dem linken Vorhof in die linke Kammer, dieses Blut bleibt stattdessen im linken Vorhof zurück. Zunächst fängt der linke Vorhof diese erhöhte Blutmenge ab, indem er an Größe zunimmt.

Da die Verengung der Mitralklappe zumeist langsam fortschreitet, ge-langt mit der Zeit immer weniger Blut in die linke Herzkammer und staut sich vor dem linken Vorhof, der dieser Menge nun auch nicht mehr gewachsen ist. So verbleibt dieses Blut in den Lungengefäßen, was zu Atemnot und nächtlichem Husten führt. Bei ungewöhnlichen körperli-chen Anstrengungen, fieberhaften Erkrankungen sowie in der Schwan-gerschaft kann sich daraus rasch ein **Lungenödem** entwickeln.

Dabei tritt Flüssigkeit aus den Lungengefäßen in die Lungenbläschen über, was man landläufig auch als »Wasser in der Lunge« bezeichnet. Auf den ständigen Rückstau von Blut in die Lungengefäße reagieren diese mit einer langsam zunehmenden Verengung, wogegen nun wieder die rechte Herzkammer anarbeiten muss und diese auf Dauer überlastet wird. In der Folge staut sich das Blut nun auch vor dem rechten Herzen, und es bilden sich u. a. typische Wasseransammlungen in den Beinen.

Aber auch die durch die verengte Mitralklappe verminderte Menge an Blut, die vom linken Herzen in den Körper transportiert wird, hat ihre Auswirkungen: Die Leistungsfähigkeit des Patienten nimmt ab und er er-

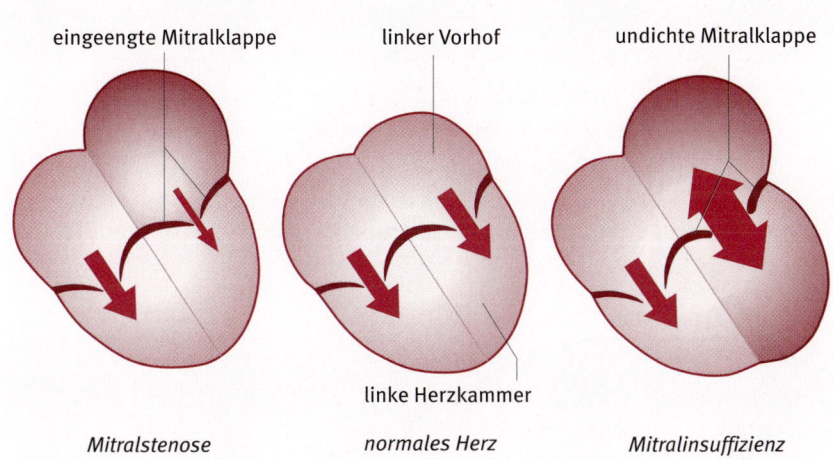

eingeengte Mitralklappe linker Vorhof undichte Mitralklappe

linke Herzkammer

Mitralstenose *normales Herz* *Mitralinsuffizienz*

Abb. 19: Mitralklappenstenose: Durch die Verengung der Klappe staut sich das Blut im linken Vorhof, was zu dessen Vergrößerung führt.
Mitralklappeninsuffizienz: Da die Klappe nicht mehr richtig schließt, fließt ein Teil des Blutes immer wieder von der linken Herzkammer in den linken Vorhof zurück. Das Blut pendelt zwischen Kammer und Vorhof. Dies führt zur Vergrößerung von Vorhof und Kammer.

müdet bei allen Belastungen rasch. Durch die Vergrößerung des linken Vorhofs, der den Schrittmacher für den normalen Herzschlag beherbergt, tritt außerdem häufig Vorhofflimmern auf, was die Leistungsbreite des Herzens um weitere 20 Prozent verringert. Außerdem können sich in dem vergrößerten und unregelmäßig schlagenden Vorhof Blutgerinnsel bilden, die mit dem Blutstrom z. B. in das Gehirn verschleppt werden und zu einem Schlaganfall führen können.

Heute wird die Mitralklappenstenose möglichst frühzeitig behandelt, um den Komplikationen dieser Erkrankung vorzubeugen. Wann immer es möglich ist, »sprengt« man die Verengung mit Hilfe eines Ballonkatheters. Im Fachjargon heißt diese Therapie **Mitralklappenvalvuloplastie (MVP)**, bei der der Katheter durch eine eröffnete große Arterie (meist in der Leiste) bis ins Herz vorgeschoben wird. Auf diese Weise kann man dem Patienten eine eingreifende Operation mit Eröffnung des Brustraumes ersparen – und er ist schon bald wieder belastbar.

Diese Behandlung reduziert die Verengung der Mitralklappe zwar auf etwa die Hälfte: Allerdings führt die Sprengung der verklebten Mitralklap-

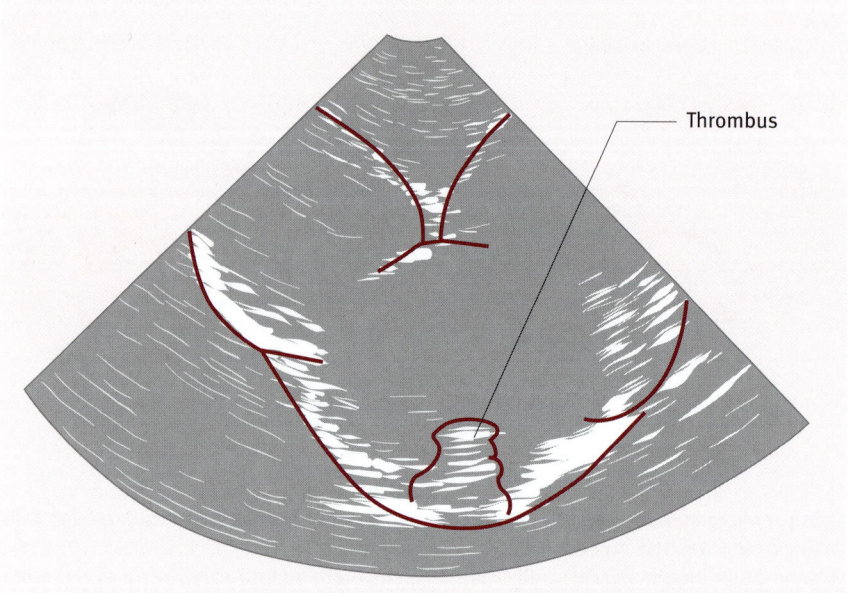

Abb. 20: Darstellung eines Thrombus im linken Vorhof bei der Echokardiographie

penanteile nicht selten dazu, dass sich die Klappe nicht mehr vollkommen schließen kann.

Dieses Krankheitsbild wird als **Mitralklappeninsuffizienz** bezeichnet (s. S. 110 f), die i. d. R. aber gering gradiger und weniger folgenschwer ist als die Klappenverengung. Bei schweren Formen der Mitralklappenstenose oder bei Komplikationen wie z. B. Blutgerinnsel im linken Vorhof, die durch den Ballonkatheter verschleppt werden könnten, muss die Verengung operativ behandelt werden. Dabei gelingt es nur in seltenen Fällen, die natürliche Klappe so zu rekonstruieren, dass ihre Funktion wieder hergestellt wird. Fast immer muss man die Klappe entfernen und durch eine mechanische Klappe oder eine Bioklappe ersetzen. Bei mechanischem Klappenersatz muss der Patient mit gerinnungshemmenden Medikamenten lebenslang vor der Bildung von Blutgerinnseln an der Kunstklappe und deren Verschleppung geschützt werden.

Welche Sportart kann ein Mensch mit Mitralklappenstenose bzw. nach Klappenersatz betreiben? Auch bei der Mitralklappenstenose kommt es ganz darauf an, wie ausgeprägt die Verengung der Mitralklappe ist und welche Folgeschäden dadurch bereits eingetreten sind. Neben den Befunden von Echokardiographie und weiteren Untersuchungen zur Bewertung des Erkrankungsgrades (s. u.) ist hier wiederum das Belastungs-EKG die wichtigste Methode, um die Leistungsfähigkeit eines Patienten gut einzuschätzen.

Bei **leichter Mitralklappenstenose (MS)** sowie in den Fällen, in denen eine mittelgradige MS durch Sprengung mit einem Ballonkatheter wieder auf eine geringe reduziert werden konnte, ist eine mäßiggradige Belastung im Bereich von Freizeit- und Breitensport möglich. Leistungssport kann jedoch nicht mehr erlaubt werden.

● **Schweregrade der Mitralklappenstenose (MS)**

Klappen	Klappen-öffnungsfläche	Druckabfall über der Klappe	Beschwerden
normale Klappe	> 2,5 cm²	–	–
leichte MS	2,5–1,5 cm²	< 7 mm Hg	bei starker Belastung
mittelschwere MS	1,4–1,0 cm²	8–15 mm Hg	bei mäßiger Belastung
schwere MS	< 1,0 cm²	> 15 mm Hg	bereits in Ruhe

Bei **mittelgradigen Mitralstenosen** wird der Schutz vor Folgeschäden und eine höhere Belastbarkeit durch Klappensprengung mit einem Ballon oder durch eine Operation angestrebt. Ist dies nicht oder noch nicht möglich, dann sollte der Betroffene stärkere körperliche Belastungen meiden und sich am besten einer Herzsportgruppe mit geringer Belastungsstufe (Übungsgruppe) anschließen, wo vor allem gymnastische Übungen, Koordination und Spiele auf dem Programm stehen. Ausdauertraining oder Belastungen mit größerem Krafteinsatz hingegen dürfen allenfalls auf leichtestem Niveau durchgeführt werden.

Bei **hochgradigen Mitralstenosen** verbietet sich jegliche körperliche Aktivität, hier muss die körperliche Belastbarkeit erst durch eine Operation verbessert werden.

Nach operativem Klappenersatz verbessert sich die körperliche Belastbarkeit objektiv meist weniger als das subjektive Befinden. Die Leistungsfähigkeit ihrerseits schwankt zwischen den einzelnen Patienten recht stark, weshalb hier die individuelle Beurteilung durch Echokardiographie und Belastungs-EKG die wichtigste Rolle spielt. Dennoch sollten alle Patienten nach einer Klappenoperation hohe Belastungen meiden, wobei Leistungssport grundsätzlich nicht mehr betrieben werden darf.

> Empfehlenswert für alle Patienten nach einer Herzklappenoperation ist die Teilnahme an einer Herzsportgruppe, da sie hier unter ärztlicher Beobachtung lernen, welche körperlichen Aktivitäten sie ohne Probleme ausführen können. Ausgehend von diesen Erfahrungen können Patienten nach einer Herzklappenoperation dann eventuell zusätzlich weiteren, nicht zu stark belastenden Sportarten wie Wandern und Fahrradfahren in der Ebene, Walking und eventuell auch langsames Skilanglaufen nachgehen.

Da Menschen mit mechanischem Klappenersatz eine lebenslange Behandlung mit gerinnungshemmenden Medikamenten benötigen, sollten sie verletzungsträchtige Sportarten, z. B. Reiten und Mannschaftsballspiele, möglichst meiden – selbst in gemäßigter Form.

Mitralklappeninsuffizienz

Bei der Mitralklappeninsuffizienz schließt sich die Klappe zwischen linkem Vorhof und linker Herzkammer während der Pumpphase des Herzens nicht mehr vollständig. Die Ursachen dieser Schlussunfähigkeit sind äußerst vielfältig und reichen von rheumatischem Fieber bis hin zu anderen Herzkrankheiten, bei denen das Herz sich so stark vergrößert, dass die Klappe überdehnt wird und sich deshalb nicht mehr ganz schließen kann. Wenn während der Pumpphase des Herzens (Systole) die linke Herzkammer Blut in den Körperkreislauf pumpt, fließt ein Teil dieses Blutes über die nicht ganz geschlossene Mitralklappe zurück in den linken Vorhof.

Daraus entstehen Veränderungen, die denen bei der Mitralstenose (s. o.) sehr ähnlich sind: Das Blut staut sich in den Vorhof zurück und weiter bis in die Lungengefäße, wodurch es zu Atemnot kommt. Durch starke körperliche Belastung kann die Stauung des Blutes in den Lungengefäßen zu einem Lungenödem führen. Hierbei tritt Flüssigkeit aus den Gefäßen in die Lungenbläschen über, wodurch es zu gefährlichen Situationen mit massiver Atemnot kommen kann. Aber auch der anhaltende Rückstau des Blutes in die Lungengefäße verursacht über eine chronische Verengung dieser Gefäße eine zunehmende Belastung des rechten Herzens bis hin zur Rechtsherzschwäche.

Das Mehr an Blut, das bei jedem Herzschlag in den Vorhof gelangt, fließt zusammen mit dem aus dem Lungenkreislauf kommenden Blut in der Ruhephase des Herzens in die linke Herzkammer. Diese Belastung durch ein erhöhtes Blutvolumen führt zu einer Vergrößerung der linken Herzkammer und zu einer Verdickung ihrer Wand. Lange Zeit kann das Herz derartige Veränderungen kompensieren, erst beim Versagen der linken Herzkammer machen sich stärkere Beschwerden bemerkbar. Auch wenn aufgrund der Vergrößerung und Belastung des linken Vorhofs Vorhofflimmern auftritt, kann sich durch die Abnahme der Herzleistung die Symptomatik verschlimmern. Außerdem können sich im Vorhof Blutgerinnsel bilden, die eventuell mit dem Blutstrom verschleppt werden.

Bis dahin darf man es jedoch nicht kommen lassen, da die Mitralklappeninsuffizienz dann so weit fortgeschritten wäre, dass eine Operation nicht mehr zu einer wesentlichen Verbesserung von Herzfunktion, Belastbarkeit und Lebensqualität beitragen könnte. Deshalb werden die Patienten heute frühzeitig operiert – möglichst bevor stärkere subjektive Beschwerden auftreten. Generell versucht man, die natürliche Klappe weitestgehend so zu rekonstruieren, dass sie wieder besser schließt. Nur wenn dies nicht möglich ist, wird die Klappe entfernt und durch eine mechanische oder biologische Klappe ersetzt.

Welche Sportart kann ein Mensch mit Mitralklappeninsuffizienz bzw. nach Klappenersatz betreiben? Die Mitralklappeninsuffizienz schränkt die Belastbarkeit weniger stark ein als die Mitralklappenstenose. Dabei hängt die Leistungsfähigkeit vor allem von der Schwere der Klappenschlussunfähigkeit und möglichen Folgeerscheinungen ab. Zur Beurteilung der Belastbarkeit des einzelnen Patienten müssen die Befunde der Echokardiographie und weiterer Untersuchungen herangezogen sowie ein aktuelles Belastungs-EKG durchgeführt werden.

Bei einer **leichtgradigen Mitralklappeninsuffizienz** können sportliche Aktivitäten im Rahmen des Freizeit- und Breitensports in vielen Fällen ohne Probleme weitergeführt werden. Leistungssport ist aufgrund der heute extrem hohen Anforderungen auch bei gering gradiger Schlussunfähigkeit der Mitralklappe nicht möglich. Das gilt auch für Patienten nach einer erfolgreichen Klappenrekonstruktion, wobei nochmals betont werden muss, dass die körperliche Aktivität an die individuelle Leistungsfähigkeit angepasst werden muss. Dabei ist es wichtig, dass Veränderungen, wie z. B. eine Größenzunahme der linken Herzkammer, durch regelmäßige Kontrolluntersuchungen (v.a. Echokardiographie und Belastungs-EKG) rasch entdeckt und gegebenenfalls durch Klappenrekonstruktion oder -ersatz behandelt werden.

Bei **höhergradiger Mitralklappeninsuffizienz** sind größere Belastungen – auch Ausdauerbelastungen – und vor allem Aktivitäten mit Kraftaufwendungen nicht mehr möglich. Hier ist wieder die Teilnahme an einer Herzsportgruppe mit geringer Belastung (Übungsgruppe) empfehlenswert (s. »Empfehlungen bei Mitralklappenstenose«, S. 108 ff).

Nach operativem Klappenersatz einer Mitralklappeninsuffizienz ist die Belastbarkeit des Einzelnen stark davon abhängig, ob durch die Erkrankung bereits fortgeschrittene Folgeschäden eingetreten sind und inwieweit sich diese nach der Operation wieder zurückbilden. Zunächst sollten diese Patienten ausschließlich im Rahmen einer Herzsportgruppe mit geringer Belastungsstufe körperlich aktiv sein. Je nachdem, wie weit sich eine Herzvergrößerung nach der Operation zurückbildet und die Leistungsfähigkeit zunimmt, können sie – abhängig von der Leistungsstufe im Belastungs-EKG – eventuell auch leichte Ausdauersportarten (wieder) aufnehmen (s. »Empfehlungen bei Mitralklappenstenose«, S. 108 ff). Nach Implantation einer mechanischen Klappe sollten die Patienten Sportarten mit höherer Verletzungsgefahr meiden, da durch die Behandlung mit gerinnungshemmenden Medikamenten bei einer Verletzung starke (auch unbemerkte) Blutungen auftreten können.

Mitralklappenprolaps

Auch wenn er hier an letzter Stelle besprochen wird, gehört der **Mitralklappenprolaps (MKP)** zu den häufigsten Herzklappenfehlern. Bei etwa **3 bis 6 Prozent der Erwachsenen** lässt sich ein solcher Mitralklappenprolaps finden, wobei Frauen weitaus häufiger betroffen sind als Männer.

Während der Pumpphase des Herzens schließt sich die Mitralklappe zwischen linkem Vorhof und linker Herzkammer, damit das Blut nur in Richtung Körperkreislauf fließen kann und nichts zurück in den linken Vorhof strömt. Beim Mitralklappenprolaps wölbt sich eines oder beide Klappensegel in den linken Vorhof. Durch den Zug auf den Klappenring kann es in seltenen Fällen zur Schlussunfähigkeit der Klappe (Mitralinsuffizienz) verschiedenen Grades kommen.

90 Prozent der Menschen mit einem Mitralklappenprolaps haben keinerlei Beschwerden.

Verursacht der **Mitralklappenprolaps** jedoch

- Rhythmusstörungen
- Herzklopfen
- Schwindel
- Angina pectoris oder
- andere Beschwerden

spricht man von einem **Mitralklappenprolapssyndrom.**

In schweren Fällen ist auch die Klappe selbst verändert, und es kann zu gefährlichen Rhythmusstörungen bis hin zum (sehr seltenen) plötzlichen Herztod kommen.

Im Gegensatz zu den verschiedenen Formen des Mitralklappenprolaps-syndroms – mit oder ohne Mitralinsuffizienz – zählt man die Vorwölbung eines oder beider Mitralsegel in den Vorhof ohne subjektive Beschwerden und ohne objektive EKG-Veränderungen zu einer harmlosen Variante des Normalfalls. Zwischen diesen beiden Extremen – der Normvariante und der Gefährdung durch einen plötzlichen Herztod – bewegt sich dann auch die körperliche Belastbarkeit von Patienten mit Mitralklappenpro-laps. Zur Beurteilung der Leistungs- und Sportfähigkeit des einzelnen Menschen mit Mitralklappenprolaps muss daher immer ein **Belastungs-EKG** durchgeführt werden.

Wenn das Belastungs-EKG **völlig normal ausfällt** und eine dem Alter ent-sprechend gute Leistungsfähigkeit des Patienten zeigt, wenn keine Rhythmusstörungen oder EKG-Veränderungen auftreten und außerdem keine subjektiven Beschwerden bestehen, ist der Patient i.d.R. normal be-lastbar und kann auch Leistungssport treiben.

Sobald jedoch während der Belastungs-Untersuchung **Rhythmusstörun-gen** dokumentiert werden oder ein Patient subjektiv Rhythmusstörun-gen wie ab und zu einen schnellen oder unregelmäßigen Puls bzw. gele-gentliches Herzstolpern bemerkt, dann sollte zusätzlich ein **Langzeit-EKG** über 24 Stunden durchgeführt werden, das wesentliche Rhythmus-störungen erfasst. Erst wenn sich hier keine bzw. nur leichtgradige und harmlose Rhythmusstörungen zeigen, kann er sich ebenfalls bedenken-los (weiter) sportlich auch stark belasten.

Schwierig wird es in den vielen Fällen, in denen ein Mitralklappenpro-laps besteht und der Betroffene gleichzeitig unter **Beschwerden** wie

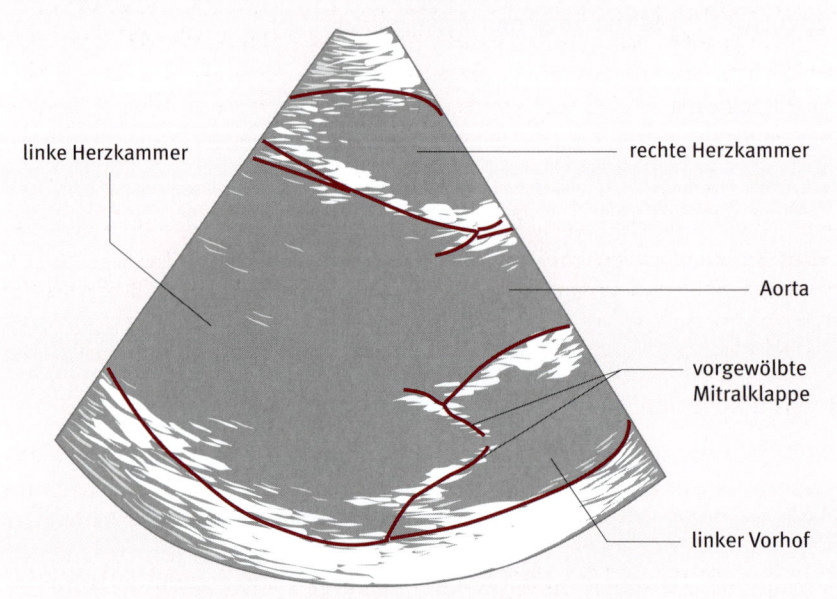

Abb. 21: Echokardiographisches Bild eines Mittelklappenprolaps. Während sich das Herz zusammenzieht, wölbt sich die Mitralklappe in den linken Vorhof vor.

Rhythmusstörungen oder Angina pectoris leidet bzw. **EKG-Veränderungen** bestehen. Hier muss durch genaue echokordiographische Untersuchungen abgeklärt werden, ob diese Befunde nur zufällig nebeneinander bestehen oder ob die Beschwerden bzw. EKG-Veränderungen tatsächlich durch den Mitralklappenprolaps bedingt sind.

Am besten eignet sich hier die so genannte **transösophageale Echokardiographie**, bei der eine Ultraschallsonde wie bei einer Magenspiegelung in die Speiseröhre eingeführt wird. Von dieser Position aus lassen sich das Herz und besonders die Mitralklappe sehr gut darstellen. Finden sich hier hochgradige Klappenveränderungen oder eine ausgeprägte Mitralinsuffizienz, dann sollte der Betroffene auf keinen Fall mehr Leistungssport betreiben. Aber auch bez. anderer Sportarten ist Vorsicht angezeigt, denn tödliche Zwischenfälle während sportlicher Aktivitäten sind auch bei solchen Formen des Mitralklappenprolapses beschrieben worden. Hier muss im Einzelfall entschieden werden, welche körperliche Belastung der Patient sich zumuten darf.

Die **Teilnahme an einer Herzgruppe** auf niedriger Belastungsstufe (Übungsgruppe) ist sicher ratsam, bei der kein oder allenfalls ein sehr gemäßigtes Ausdauertraining durchgeführt wird, sondern hauptsächlich Koordinationstraining und gymnastische Übungen sowie Spiele. Darüber hinaus ist der Patient hier ständig unter ärztlicher Betreuung.

Da sich eine Mitralinsuffizienz bei einem Mitralklappenprolaps im Laufe der Zeit verschlimmern kann, sind regelmäßige Kontrolluntersuchungen inklusive einer Ultraschalluntersuchung des Herzens im Abstand von ein bis zwei Jahren notwendig. Bei mittelschwerer Mitralinsuffizienz sollte man mit einer operativen Klappenrekonstruktion bzw. einem Klappenersatz nicht zu lange zögern. Was die Belastbarkeit nach einem solchen Eingriff angeht, ist diese im Kapitel »Mitralinsuffizienz« (s. S. 110 ff) dargestellt.

Bewegung und Sport bei Herzmuskelentzündung

Eine **Herzmuskelentzündung (Myokarditis)** wird am häufigsten durch Viren, seltener durch Bakterien oder andere Ursachen hervorgerufen. Die Krankheitserreger führen entweder direkt am Herzen zu einer Entzündung oder verursachen im Rahmen eines Atemwegsinfektes eine begleitende Entzündung des Herzens. Letztlich kann es bei jedem Infekt, auch bei jeder an und für sich harmlosen Erkältung, zu einer leichten Herzmuskelentzündung kommen, die oftmals gar nicht bemerkt wird. Dennoch kann eine stärkere körperliche Belastung während einer solchen **Begleitmyokarditis** die Ursache der spektakulären, aber glücklicherweise seltenen plötzlichen Todesfälle beim Sport sein. Deshalb gilt immer noch allgemein der Rat, bei einer Infektionskrankheit größere körperliche Anstrengungen, wie z.B. Wettkämpfe und leistungssportliches Training, unbedingt zu vermeiden.

Typische **Symptome** einer Herzmuskelentzündung sind

- Leistungsminderung,
- rasche Ermüdbarkeit,
- Herzklopfen und -stolpern,

die häufig nach einer Infektionskrankheit auftreten und nur selten ausschließliche Zeichen einer Herzmuskelentzündung sind.

Eine Herzmuskelentzündung lässt sich daher sehr schwer diagnostizieren, wenn sie nur leichte oder gar keine Symptome bzw. keine mit den üblichen diagnostischen Methoden darstellbaren Veränderungen verursacht. Im Zweifelsfall kann hier nur die Untersuchung einer Gewebeprobe aus dem Herzmuskel klären, ob tatsächlich eine Herzmuskelentzündung vorliegt bzw. ob diese ausgeheilt ist oder chronisch weiter schwelt. Denn es erfordert eine eindeutige Diagnose, wenn einem Sportler erlaubt werden soll, sein gewohntes Training wieder aufzunehmen.

Die Gefahr einer Myokarditis besteht unter anderem auch darin, dass die Entzündung in eine chronische Erkrankung des Herzmuskels, eine so genannte **dilatative Kardiomyopathie** (s. S. 117 f), übergeht.

Neben den leichten Formen, die kaum Beschwerden hervorrufen, aber trotzdem in eine chronische Kardiomyopathie übergehen können, kann die Myokarditis in seltenen Fällen auch einmal einen schweren Verlauf nehmen. Dabei lagert sich Flüssigkeit in die Herzwände ein und es kann zu einer deutlichen Minderung der Herzleistung und gefährlichen Herzrhythmusstörungen kommen.

Während einer **akuten Herzmuskelentzündung** muss der Patient sich unbedingt körperlich schonen, und zwar so lange, bis diese Entzündung vollständig abgeklungen ist und auch keine höhergradigen Rhythmusstörungen mehr nachweisbar sind. Da jedoch der Arzt aus dem Befinden des Patienten und aus EKG sowie Echokardiographie allein nicht erkennen kann, ob die Entzündung im Herzen nicht weiter besteht, wird auch einem routinierten Sportler zunächst eine mindestens halbjährliche **Ruhepause** verordnet.

Diese Vorsichtsmaßnahme ergreift man zu seinem Schutz, auch wenn die Abstinenz körperlicher Aktivität in diesen Fällen nur selten auf Verständnis stößt; schließlich sind die meisten Menschen nach (und oft sogar während) einer Myokarditis völlig beschwerdefrei. Da jedoch eine Herzmuskelentzündung in eine chronische dilatative Kardiomyopathie übergehen kann, die i.d.R. nur leichte körperliche Belastungen erlaubt, wartet man lieber diese lange Zeit ab, bevor man mit Hilfe von Belastungs- und Langzeit-EKG sowie eventuell einer Gewebeprobe aus dem Herzmuskel wieder grünes Licht zu sportlicher Betätigung gibt.

Nach einer sicher **ausgeheilten Myokarditis** kann sportliche Aktivität wieder in vollem Umfang erlaubt werden, sofern keine schweren Rhythmusstörungen mehr auftreten und die Belastbarkeit des Patienten wieder normal ist. Allerdings besteht hinsichtlich leistungssportlicher Aktivitäten immer die Frage, ob diese maximalen Anforderungen für ein Herz, das durch eine Erkrankung eine mögliche Schädigung erfahren hat, nicht doch eine zu große Belastung ist.

Bei einer **chronischen älteren Myokarditis** bzw. bei einem durch die Myokarditis in seiner Leistungsfähigkeit eingeschränkten Herzen gelten ähnliche Empfehlungen wie für Patienten nach einem Herzinfarkt (s. S. 52 ff). Hier muss die Belastbarkeit individuell anhand aller Befunde und eines aktuellen Belastungs-EKG's sowie eventuell auch eines Langzeit-EKG's beurteilt werden. Leistungssport ist in diesen Fällen nicht mehr möglich.

Bewegung und Sport bei Kardiomyopathie

Unter dem Begriff **Kardiomyopathie** fasst man alle Erkrankungen des Herzmuskels zusammen, die mit einer Funktionsstörung des Herzens einhergehen. An dieser Stelle werden nur die beiden häufigsten Formen der Kardiomyopathie beschrieben, und zwar die idiopathische dilatative Kardiomyopathie und die hypertrophe Kardiomyopathie.

Dilatative Kardiomyopathie

Die **dilatative Kardiomyopathie (DCM)** ist gekennzeichnet durch eine Vergrößerung des Herzens und eine Einschränkung der Herzleistung. Neben den vielen Kardiomyopathien, die z.B. durch eine koronare Herzkrankheit, durch langjährigen Bluthochdruck oder andere Erkrankungen verursacht werden, gibt es auch eine Form, deren Ursache unbekannt ist und die aus diesem Grund idiopathische dilatative Kardiomyopathie genannt wird. Durch Untersuchungen von Gewebeproben aus dem Herzmuskel zeigt sich jedoch in einigen Fällen, dass diese Form der Kardiomyopathie vielfach durch eine Virusinfektion ausgelöst wird.

Die Leistungsminderung des Herzens äußert sich in den Symptomen einer zunehmenden Herzschwäche (s. S. 120 ff) sowie in z.T. lebensbedrohlichen Herzrhythmusstörungen. Weiterhin können sich in dem vergrößerten Herzen Blutgerinnsel bilden, die mit dem Blutstrom in den Körper getragen werden und z.B. einen Schlaganfall oder einen Niereninfarkt verursachen können. Vor solchen Komplikationen wird der Patient durch die Behandlung mit gerinnungshemmenden Medikamenten geschützt.

Ein Patient mit vergrößertem Herzen und eingeschränkter Herzfunktion darf sich bei dilatativer Kardiomyopathie keinen größeren Belastungen mehr aussetzen. So ist ein **Ausdauertraining** allenfalls auf niedrigster Stufe erlaubt, zumal es – zumindest theoretisch – zu einer weiteren Ver-

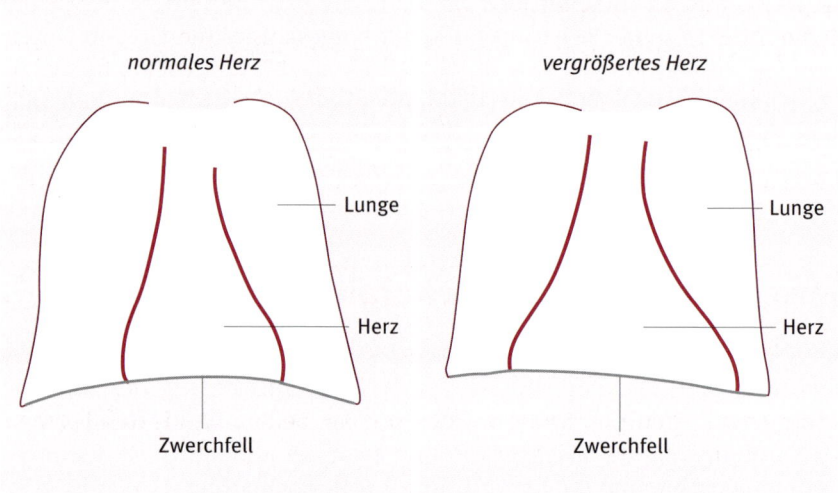

Abb. 22: Röntgenbild eines normal großen Herzens und eines Herzens bei dilatativer Kardiomyopathie

größerung des Herzens führen kann. Auch ein Krafttraining darf höchstens auf unterstem Niveau durchgeführt werden, um das Herz nicht weiter zu überlasten.

Dennoch sollten Patienten mit einer dilatativen Kardiomyopathie ihr Leben nicht im Lehnstuhl verbringen. Ein leichtes körperliches Bewegungsprogramm, bei dem gymnastische und Koordinationsübungen sowie Spiele im Vordergrund stehen, ist in den meisten Fällen nicht nur möglich, sondern bewirkt auch eine deutliche Zunahme der persönlichen Leistungsfähigkeit und der Lebensqualität. Besonders empfehlenswert ist die regelmäßige Teilnahme an einer Herzsportgruppe auf niedriger Belastungsstufe (Übungsgruppe), da die Anwesenheit eines Arztes dem Patienten auch bei möglichen Zwischenfällen Sicherheit gibt.

Insgesamt gelten für Patienten mit ausgeprägter dilatativer Kardiomyopathie die gleichen Richtlinien wie für Menschen mit Herzschwäche (s. S. 120 ff). Auch hier ist das Belastungs-EKG eine wichtige Orientierungshilfe zur Beurteilung der individuellen Belastbarkeit, die je nach Schwere der Krankheit recht unterschiedlich sein kann.

Hypertrophe Kardiomyopathie

Bei der **hypertrophen Kardiomyopathie** sind die Wände der linken Herzkammer massiv verdickt, insbesondere die Scheidewand (Septum) zwischen den beiden Herzkammern ist hiervon betroffen. Dabei kann die Verdickung der Scheidewand beim Pumpvorgang den Blutfluss aus dem Herzen in ähnlicher Weise wie bei einer Aortenklappenstenose (s. S. 101) behindern.

Da vor allem bei Menschen mit ausgeprägter hypertropher Kardiomypathie unter Belastung Todesfälle auftraten, wird dieser Patientengruppe häufig jegliche sportliche Aktivität versagt. Allerdings ist die Gefährdung auch hier wieder von der Schwere der Erkrankung abhängig.

Patienten mit hypertropher Kardiomyopathie sollten **größere körperliche Anstrengungen meiden**, wenn

- die Herzscheidewand stark (über 20 Millimeter) verdickt ist,
- während des Pumpens der Blutfluss aus dem Herzen erheblich behindert ist,
- gefährliche Rhythmusstörungen auftreten,
- der Betroffene häufiger ohnmächtig geworden ist,

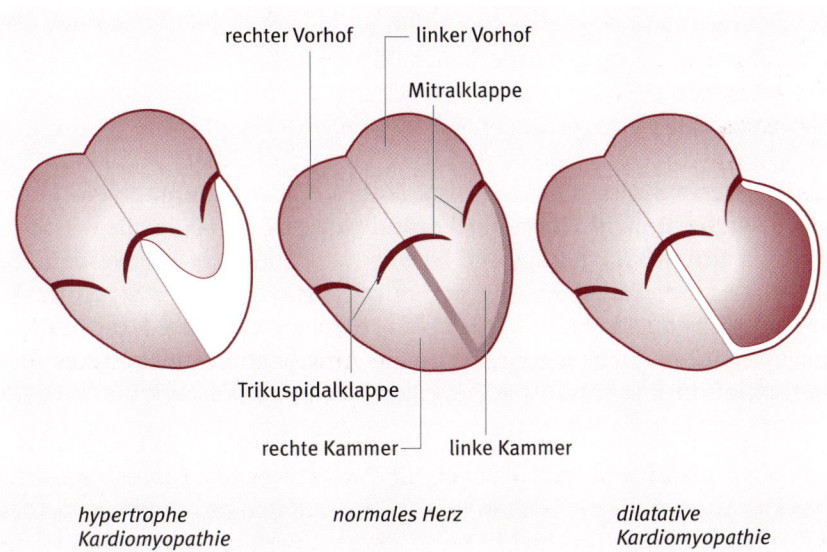

Abb. 23: Schematische Zeichnung (Längsschnitt) eines normalen und eines Herzens mit hypertropher und dilatativer Kardiomyopathie

- er bereits einen Herzstillstand erlitten hat oder
- ein Verwandter mit hypertropher Kardiomyopathie an einem plötzlichen Herztod verstorben ist.

In leichteren Fällen bzw. bei Patienten, auf die dies nicht zutrifft, können leichtere körperliche Aktivitäten erlaubt werden, wohingegen Leistungssport, Wettkämpfe und hohe Belastungen nicht möglich sind. Patienten mit den oben genannten Risikofaktoren können dagegen an einer **Herzsportgruppe** mit leichter Belastung (Übungsgruppe) teilnehmen.

Bewegung und Sport bei Herzschwäche

Als **Herzschwäche (Herzinsuffizienz)** bezeichnet man die Unfähigkeit des Herzens, die vom Körper benötigte Menge Blut zu pumpen. Die häufigsten Ursachen der Herzinsuffizienz sind Bluthochdruck und koronare Herzkrankheit, mit großem Abstand folgen dann andere Herzerkrankungen wie z. B. Klappenfehler, Kardiomyopathien und Rhythmusstörungen.

Die klassischen **Symptome** einer Herzschwäche ergeben sich einerseits aus der unzureichenden Blutversorgung des Körpers durch das schwache Herz und andererseits aus den Folgen des Rückstaus von Blut vor dem in seiner Pumpleistung beeinträchtigten Herzen. Ersteres führt zu Schwäche und geringer körperlicher Belastbarkeit, letzteres zu Atemnot und gelegentlich sogar zum Lungenödem (»Wasser in der Lunge«) sowie zu Wassereinlagerungen in den Beinen, in Leber, Magen und Nieren.

Der Körper versucht, die eingeschränkte Herzleistung durch verschiedene **nervliche und hormonelle Veränderungen** auszugleichen, was jedoch nur kurzfristig gelingt und letztlich zu weiteren Beschwerden und Komplikationen führt. So lässt sich durch Aktivierung des Sympathikus (des antreibenden Teils des vegetativen Nervensystems) die Herzfrequenz steigern und dadurch die herabgesetzte Herzleistung teilweise ausgleichen. Allerdings erhöht diese gesteigerte Sympathikusaktivität auch die Gefahr von Herzrhythmusstörungen – bis hin zum Kammerflimmern.

Eine Herzinsuffizienz hat darüber hinaus zahlreiche, zumeist negative **Auswirkungen auf die Muskulatur**. Aufgrund der geringeren Belastbarkeit schont sich der – ohnehin meist ältere – Patient, wodurch in seiner Muskulatur Veränderungen eintreten, die sonst nur bei Bettlägerigen zu beobachten sind: Die einzelnen Muskelfasern werden dünner, eine Vielzahl der zur aeroben Energiegewinnung erforderlichen Mitochondrien werden abgebaut, und schließlich nimmt die Durchblutung der Muskeln ab, da die Wände der arteriellen Gefäße durch die erhöhte Sympathikusaktivität ständig verengt sind.

Letztendlich entwickelt sich eine **massive körperliche Leistungseinbuße**, die nicht allein auf die Herzschwäche, sondern auch auf einen extremen Trainingsmangel der Muskulatur zurückzuführen ist.

● **Stadien der Herzinsuffizienz nach der New York Heart Association (NYHA)**

NYHA – Stadium	subjektive Beschwerden	Belastbarkeit (pro Kilogramm Körpergewicht)
I	Keine Beschwerden, normale körperliche Belastbarkeit bei nachweisbarer Einschränkung der Herzleistung	> 1,5–2 Watt
II	Beschwerden bei stärkerer körperlicher Belastung	> 1–1,5 Watt
III	Beschwerden bereits bei leichter körperlicher Belastung	1 Watt
IV	Beschwerden in Ruhe, Belastungsuntersuchung oft nicht möglich	< 1 Watt

Den ungünstigen Veränderungen in der Muskulatur kann man vielfach durch eine dosierte und gut abgestimmte Bewegungstherapie entgegenwirken. Zwar lässt sich die Herzschwäche selbst durch körperliche Aktivität nicht beheben, dennoch führen gerade die Verbesserungen an der Muskulatur auf Dauer zu einer ökonomischeren Herzarbeit und zur Senkung des Sauerstoffbedarfs im Herzen. Aus diesem Grund wird einem Patienten mit Herzinsuffizienz nicht mehr, wie es noch in den fünfziger Jahren des letzten Jahrhunderts üblich war, absolute körperliche Schonung verordnet. Vielmehr gehört eine individuelle Bewegungstherapie mittlerweile zu den grundlegenden Behandlungsmaßnahmen der Herzinsuffizienz.

Ein Patient mit Herzschwäche sollte aber niemals auf eigene Faust ein körperliches Training beginnen, auch wenn es in seinen Augen leicht erscheint und ihm keine Beschwerden bereitet. Vielmehr müssen Herzinsuffizienzpatienten während der körperlichen Belastung unbedingt ärztlich überwacht werden. Daher sollten sie möglichst an einer **Herzgruppe** teilnehmen, die **speziell für Herzinsuffiziente** eingerichtet wurde bzw. an einer Übungsgruppe für Koronarpatienten, die sich ebenfalls nur geringgradig körperlich belasten dürfen.

Zuvor muss die **Leistungsfähigkeit** anhand eines vorsichtig durchgeführten Belastungs-EKG's bestimmt oder eines anderen Belastungstests beurteilt werden. Zur Beurteilung der Schwere der Herzinsuffizienz und der Belastbarkeit kommt auch häufig eine so genannte **Spiroergometrie** zum Einsatz, bei der u. a. die Sauerstoffaufnahme unter Belastung gemessen wird. Wichtig ist auch, dass keine gefährlichen Herzrhythmusstörungen unter der Belastung auftreten und dass sich durch die Herzschwäche keine Flüssigkeitsansammlungen – insbesondere in der Lunge – bilden. Deshalb wird der Arzt bei jedem herzinsuffizienten Patienten vor und nach dem Training die Lunge abhören, Blutdruck und Puls überprüfen und dessen Befinden stets im Auge behalten.

Für Menschen mit Herzschwäche ist es wichtig, dass während des Trainings sowohl die Ausdauer trainiert als auch ein leichtes Krafttraining zum Aufbau der geschwächten Muskulatur durchgeführt wird. Da ein konstantes Ausdauertraining, z. B. eine zwanzigminütige Belastung auf dem Standfahrrad, das schwache Herz zu stark belasten könnte und umgekehrt bei einem solchen Dauertraining die Belastungsstufe nur sehr niedrig eingestellt werden darf (was kaum günstige Auswirkungen auf Herz und Kreislauf hätte), wählt man für Herzinsuffizienzpatienten das so genannte **Intervalltraining**.

Dabei folgt einer Belastung von 30 Sekunden Dauer eine Erholungsphase von 60 Sekunden; insgesamt werden die Intervalle etwa 15-mal wiederholt. Die Intensität der Belastung – also z. B. die beim Radeln auf dem Standfahrrad gewählte Wattzahl – sollte hier nur 50 Prozent der maximalen Belastbarkeit des Patienten betragen. Der Puls darf während der Belastungsphase nicht zu stark ansteigen. Möglich ist es auch, mit 70 Prozent der maximalen Belastbarkeit zu trainieren, wenn die Belastungsphasen nur 15 Sekunden dauern – ebenfalls bei jeweils 60 Sekunden Erholung.

● **Intervalltraining bei Herzinsuffizienz**

bei maximaler Belastbarkeit von	50 Prozent	70 Prozent
Belastungsphase	30 Sekunden	15 Sekunden
Erholungsphase	60 Sekunden	60 Sekunden
Wiederholungen	ca. 15	ca. 15

Die geringe Intensität dieses Trainings lässt sich zum Teil dadurch ausgleichen, dass die Patienten mit der Zeit länger trainieren und die Trainingseinheiten häufiger wiederholen. Schon allein deshalb ist es empfehlenswert, wenn Herzinsuffizienzpatienten in speziellen Gruppen trainieren, die möglichst mehrmals in der Woche unter ärztlicher Leitung stattfinden. Das Training sollte vorsichtig auf niedriger Stufe beginnen und sehr langsam gesteigert werden.

Bei einer Verschlechterung der Herzschwäche mit Flüssigkeitseinlagerungen im Gewebe muss der Patient sofort die Belastung abbrechen und darf erst nach einer Stabilisierung seiner Situation wieder vorsichtig auf niedriger Belastungsstufe beginnen.

Neben dem Ausdauertraining ist auch ein **Aufbau der geschwächten Muskulatur** bei Herzinsuffizienzpatienten enorm wichtig. Ein »normales« Krafttraining würde das Herz aber zu stark belasten, allein schon durch die Tatsache, dass es den Blutdruck erhöht und damit das Herz zu mehr Leistung zwingt – die das geschwächte Herz aber nicht erbringen kann. In Anlehnung an das Intervalltraining hat sich daher bei Herzinsuffizienzpatienten ein **rhythmisches Krafttraining** bewährt, wobei nach einer Kraftanstrengung eine doppelt oder dreifach so lange Erholungsphase eingelegt wird.

Weiterhin kommt es darauf an, dass jeweils nur eine kleine Muskelgruppe belastet und die Zahl der Anspannungsphasen der Muskulatur klein gehalten wird, z. B. jeweils zehn Wiederholungen der rhythmischen Beinpresse mit einem und dann dem anderen Bein. Bei dieser Form des Krafttrainings wird das Herz nicht sehr stark belastet, stattdessen kann es sogar zu einer Verbesserung der Leistungsfähigkeit des Herzens kommen, wie einige Untersuchungen an Patienten mit Herzschwäche gezeigt haben. Die Intensität der Belastung beim rhythmischen Krafttraining sollte **nicht mehr als 30 bis 60 Prozent der maximalen Kraft** des Patienten betragen. Auch hier ist es wichtig, dass der Puls möglichst niedrig bleibt und dass sich die Herzleistung unter dem Training nicht verschlechtert.

Stabilen Patienten mit einer geringgradigen Herzinsuffizienz (NYHA I bis II) und guter oder durch ein langfristiges Bewegungsprogramm deutlich verbesserter Belastbarkeit von mindestens 1 Watt pro Kilogramm Körpergewicht sind auch (wieder) Sportarten erlaubt, die sie allein – außerhalb einer Herzgruppe – ausüben können. Beispiele sind ruhiges Fahrradfahren oder langsames Skiwandern. Mannschaftsspiele sollten, wenn überhaupt, nur in »milder« Form (z. B. Familytennis, Prellball, gemütliches Pingpong) durchgeführt werden. Auch hier sollten die Patienten zunächst innerhalb einer Herzsportgruppe lernen, wie weit sie sich ohne Probleme belasten können.

Special: Sport nach Herztransplantation

Bei einer sehr schweren Herzinsuffizienz, die auf anderen Wegen nicht mehr zu verbessern ist, bleibt als letzte Therapiemaßnahme nur noch die **Herztransplantation**. Wichtig ist, dass der Patient, der auf ein geeignetes Spenderherz wartet, auch während dieser Wartezeit ein auf ihn zugeschnittenes Bewegungsprogramm unter ärztlicher Aufsicht durchführt.

Nach der Operation kommt es zunächst darauf an, dass der Körper das fremde Herz annimmt und die Wunden verheilen. Die Abstoßung des fremden Herzens muss dabei lebenslang mit verschiedenen Medikamenten, die das körpereigene Immunsystem unterdrücken (Immunsuppressiva), verhindert werden.

Sobald der Körper sich mit dem neuen Herzen arrangiert und dieses seine normale Funktion aufgenommen hat, kann der Patient auch wieder mit einem leichten Übungsprogramm beginnen. Das Programm wird er – zunächst unter ärztlicher Aufsicht – langsam und vorsichtig so weit steigern, bis es ihm schließlich wieder möglich ist, leichte Ausdauersportarten wie z. B. Gymnastik, Wandern, Joggen und Radfahren auszuüben.

Allerdings muss er dabei auf einige Besonderheiten achten, die sich durch die Transplantation selbst oder die anschließende Behandlung mit immunsuppressiven Medikamenten ergeben. Bei der Entfernung des kranken Herzens werden die Nerven, welche verschiedene Herzfunktionen wie die Herzfrequenz steuern, durchtrennt und können aus technischen Gründen nicht wieder an das neue Herz angenäht werden.

> Aus diesem Grund ist bereits der **Ruhepuls von Herztransplantierten** meist auf **90 bis 100 Schläge** pro Minute erhöht, während das Herz eines **gesunden Menschen** in Ruhe nur **60- bis 80-mal** pro Minute schlägt.

Während einer körperlichen Anstrengung steigt dagegen die Herzfrequenz nicht so stark an wie beim Gesunden, außerdem erhöht sich der Blutdruck unter Belastung nicht so schnell und so hoch. Und da auch die Nerven fehlen, die Schmerzen vom Herzen zum Gehirn weiterleiten, spürt ein herztransplantierter Patient meist nicht, wenn das Herz auf Grund von verengten Herzkranzgefäßen nicht genügend Blut erhält.

Die Gefahr, dass die Koronararterien sich nach einer Herztransplantation verengen, ist nicht gering, zumal die Behandlung mit dem die Abstoßungsreaktion unterdrückenden Mittel **Ciclosporin A** sowohl den Blutdruck erhöht als auch die Spiegel der Blutfette nach oben treiben kann. Außerdem bewirkt die Abstoßungsreaktion, die sich nie ganz unterdrücken lässt, häufig eine Entzündung an den Herzkranzgefäßen; diese führt ebenfalls zu Verengungen und Verschlüssen von kleinen, im Herzmuskel verlaufenden Herzkranzgefäßen und verursacht eine Minderdurchblutung des Herzens vor allem bei Belastung.

Aus diesen Gründen sollte sich ein Patient nach Herztransplantation vorsichtig belasten und den Puls häufig kontrollieren, der nicht mehr als auf 60 Prozent des maximal erreichbaren Wertes ansteigen darf. Die Aufwärmphase sollte länger andauern als bei anderen Herzpatienten, die Belastung darf nie plötzlich beginnen und sollte insgesamt nicht sehr anstrengend sein. Nach der Belastung sollte das transplantierte Herz genügend Zeit bekommen, um langsam wieder zur Ruhe zurückzukehren.

Da eine Angina-pectoris-Symptomatik aufgrund der fehlenden nervlichen Anbindung des neuen Herzen fehlt, müssen alle anderen Symptome, wie z. B. Atemnot, sehr ernst genommen werden und zum Abbruch der Belastung veranlassen, da sie ebenfalls auf eine Minderdurchblutung des Herzens hinweisen können.

Immunsuppressive Medikamente wirken nicht nur der Abstoßung des Herzens entgegen, sondern mindern auch die Abwehrkräfte gegen Infektionen. Daher muss der Transplatationspatient sich besonders vor Ansteckungen schützen und sollte öffentliche Wasch- und Duschgelegenheiten weitgehend meiden.

Sportliche Belastung nach Herztransplantation

- vorsichtige Aufnahme sportlicher Aktivitäten
- Pulsanstieg unter Belastung < 60 Prozent des maximalen Wertes, häufige Pulskontrolle
- lange Aufwärmphasen
- insgesamt geringe Belastung
- lange Entspannungsphasen

Insgesamt werden herztransplantierten Patienten ausdauerbetonte, nicht zu anstrengende Belastungsformen besonders empfohlen – zumal Kraft erfordernde Sportarten den Blutdruck steigern, der ohnehin meist schon durch die Medikamente erhöht ist. Andererseits ist die Muskulatur von vielen Patienten nach einer Herztransplantation oft derart geschwächt, dass sie dringend nach einem leichten und vorsichtigen Aufbau verlangt.

Dabei darf ein Krafttraining aber nur nach der Art einer **rhythmischen Kraftbelastung** erfolgen, wie es auch für Patienten mit Herzinsuffizienz empfohlen wird (s. S. 120 ff). Hier dürfen – nach längerem Aufwärmen – jeweils nur kleine Muskelgruppen mit kurzen Belastungsphasen, längeren sich anschließenden Pausen und nicht zu häufigen Wiederholungen belastet werden.

Bewegung und Sport bei Herzrhythmusstörungen

Herzrhythmusstörungen kommen bei verschiedenen Herzerkrankungen häufig vor, so z. B. bei der koronaren Herzkrankheit (s. S. 51 ff), bei Herzklappenerkrankungen (s. S. 100 ff) und Kardiomyopathien (s. S. 117 ff). In diesen Fällen stellen sie – je nach Schwere – meist eine weitere Einschränkung der körperlichen Belastbarkeit dar.

Herzrhythmusstörungen können jedoch auch unabhängig von einer Herzerkrankung auftreten und sind dann oft Anlass für weitere Untersuchungen und eine genaue Überprüfung der Sporttauglichkeit des Betroffenen. Im Folgenden werden die wichtigsten Formen von Rhythmusstörungen im Hinblick auf mögliche Einschränkungen der körperlichen Belastbarkeit dargestellt.

Ventrikuläre Extrasystolen

Unter **ventrikulären Extrasystolen** versteht man Extraschläge des Herzens, die ihren Ursprung nicht wie beim normalen Rhythmus im Vorhof haben, sondern in einer der beiden Herzkammern entstehen (Ventrikel = Kammer). Neben ventrikulären gibt es auch **supraventrikuläre Extrasystolen**, die von den Vorhöfen ausgehen und meist keine größere Gefahr darstellen; sie können jedoch zu Vorhofflimmern führen (s. S. 132 f).

Extraschläge halten sich, wie der Name schon sagt, nicht an den normalen Herzrhythmus, sondern fallen irgendwann dazwischen ein. Der Betroffene spürt dies als Herzstolpern und bemerkt meist mit gewisser Sorge, dass nach einem solchen Extraschlag eine längere Pause entsteht, bis der normale Rhythmus wieder einsetzt.

Natürlich kann der Patient nicht beurteilen, aus welcher Herzgegend dieser Extraschlag stammt und ob das Herzstolpern durch einzelne Schläge

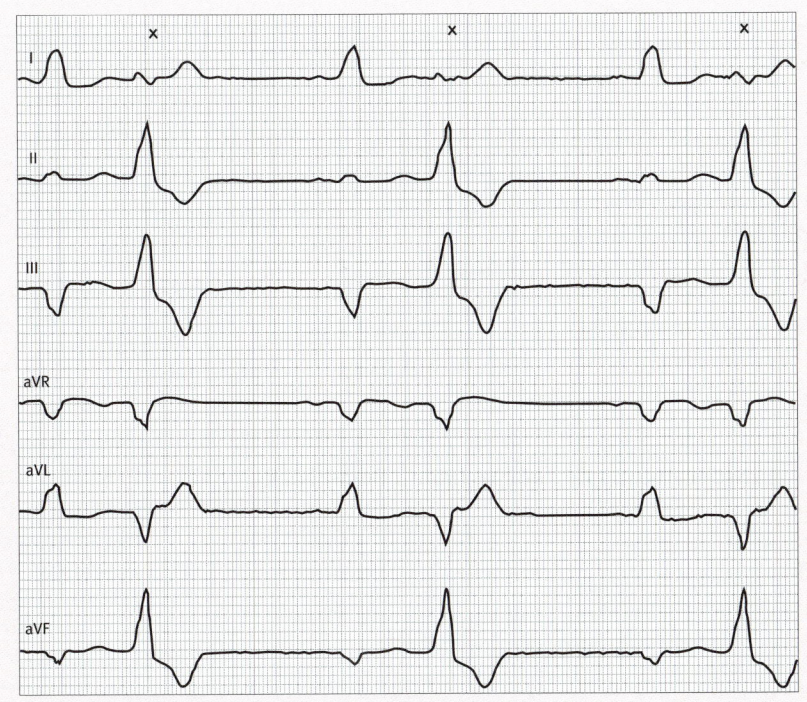

Abb. 24: EKG mit monomorphen (gleichförmigen) ventrikulären Extrasystolen

oder durch kleinere Salven von Extrasystolen verursacht wird. Daher müssen zunächst **Art, Ursprung und Zahl** der Extraschläge durch ein **Langzeit-EKG** diagnostiziert werden. Stammen diese aus den Herzkammern, kann der Arzt dann nach der Klassifizierung von **Lown** die Schwere der ventrikulären Extrasystolen beurteilen:

● **Lown-Klassifikation der ventrikulären Extrasystolen (VES)**

Lown-Klasse	Beschreibung
o	keine ventrikulären Extrasystolen
I	wenige gleichförmige VES (‹ 30/h
II	viele gleichförmige VES (› 30/h
III	verschiedenartige VES, die aus unterschiedlichen Kammerregionen stammen
IV	zwei und mehr VES hintereinander (Couplets und Salven)
V	besonders gefährliche, früh einfallende VES

Dabei gelten die **Lown-Klassen I und II** als einfache und meist harmlose, die **Lown-Klassen III bis V** als komplexe und bisweilen gefährliche Rhythmusstörungen. Die Gefahr, die von ventrikulären Extrasystolen ausgehen kann (aber nicht muss), ist die Auslösung von lebensbedrohlichem Kammerflimmern.

Welche **Gefährlichkeit** ventrikulären Extrasystolen beigemessen wird, hängt neben ihrer Schwere (besser: Lown-Klasse) auch davon ab, ob sie bei Gesunden oder bei Herzkranken auftreten. Daraus ergeben sich folgende Beurteilungen:

Einfache ventrikuläre Extrasystolen (Lown-Klasse I + II) stellen für gesunde Menschen keine Gefahr dar, müssen nicht behandelt werden und schränken ihre körperliche Belastbarkeit nicht ein. Möglicherweise ursächliche Herzkrankheiten müssen aber durch weitere Untersuchungen ausgeschlossen werden. In diesem Fall sind alle Sportarten inklusive Leistungssport möglich.

Treten einfache ventrikuläre Rhythmusstörungen bei einem gesunden Sportler erstmals auf, muss untersucht werden, ob sie z. B. auf eine akute Herzmuskelentzündung oder eine andere entzündliche (Herz-) Erkrankung zurückzuführen sind. In diesem Fall muss der Sportler sein Training so lange einstellen, bis die Erkrankung ausgeheilt und keine (höhergradigen) Rhythmusstörungen mehr nachzuweisen sind (s. S. 115). Auch wenn sich keine ursächliche Erkrankung findet, sollte der Sportler zunächst keinen Leistungssport betreiben; die Rhythmusstörungen müssen weiterhin regelmäßig kontrolliert werden.

Höhergradige und potenziell gefährliche Rhythmusstörungen (Lown III–V) sind bei Gesunden wie bei Sportlern eher selten, kommen aber doch gelegentlich vor. Hier muss man im Einzelfall individuell entscheiden, ob der Betroffene seine Sportart weiter ausüben darf. Allerdings sollte er auf Hochleistungssport möglichst verzichten, da man vermutet, dass viele plötzliche Todesfälle während des Sports auf Kammerflimmern zurückzuführen sind, das durch komplexe ventrikuläre Rhythmusstörungen ausgelöst werden kann.

Ventrikuläre Extrasystolen sind bei Herzpatienten prinzipiell als Folgeerscheinungen durch das geschädigte Herz anzusehen. Je komplexer die Störung, desto gefährdeter ist die Gesundheit. Hier reicht jedoch das Langzeit-EKG alleine nicht aus, sondern das Belastungs-EKG muss Auskunft darüber geben, ob die ventrikulären Rhythmusstörungen unter zunehmender Belastung häufiger bzw. komplexer werden oder ob sie sogar eher verschwinden.

Bereits ab VES der Lown-Klasse III in Ruhe und vor allem unter Belastung sollten größere körperliche Anstrengungen gemieden werden. Welche Belastung und welche Bewegungsart für den Einzelnen möglich und empfehlenswert ist, entscheidet wiederum die Leistungsfähigkeit beim Belastungs-EKG. Zur **Berechnung der Trainingsherzfrequenz** darf hier als maximale Belastung nur die Stufe herangezogen werden, bei der die Rhythmusstörungen nicht bzw. nicht verstärkt auftraten.

Am besten sind Patienten mit komplexen Herzrhythmusstörungen und einer organischen Herzerkrankung in einer Herzgruppe aufgehoben, wo sie unter ständiger ärztlicher Aufsicht Sport treiben und ihre Belastbarkeit erproben können. Selbst in dem seltenen Fall, dass durch die Bewegung Kammerflimmern ausgelöst wird, kann der Arzt durch einen Elektroschock meist den normalen Herzrhythmus wieder herstellen. Allerdings sollte diese Sicherheit, die niemals 100-prozentig ist, keinen Patienten dazu verleiten, unbesonnen seine Belastungsgrenze zu überschreiten.

Beispiel

Zur Berechnung der Trainingsherzfrequenz

Ein Patient mit koronarer Herzkrankheit kann sich ohne Beschwerden und ohne EKG-Veränderungen, die auf eine Minderdurchblutung des Herzens hinweisen, bis **150 Watt** belasten. Sowohl in Ruhe als auch bis zu einer Belastung von 100 Watt treten selten gleichartige VES auf. Ab 125 Watt und vor allem auf der höchsten Belastungsstufe von 150 Watt kommt es aber zu gehäuften, verschiedenartigen und sogar zu kleinen Salven von VES.

Um zu vermeiden, dass der Patient beim Sport in diese gefährliche Zone gerät, geht man wie folgt vor:

Man nimmt den **Puls bei 100 Watt (z. B. 120)** als obere Grenze, zieht den **Ruhepuls (z. B. 60)** ab,

120–60 = 60

berechnet aus dieser Differenz **60 Prozent als maximale Belastungsgrenze**

60 x 0,6 = 36

und addiert diese wieder zum Ruhepuls hinzu.

36 + 60 = **96 (Trainingspuls)**

Unter den leichteren Ausdauersportarten, die auch gut belastbaren Herzpatienten mit einfachen ventrikulären Rhythmusstörungen empfohlen werden können, macht das **Schwimmen** eine Ausnahme. Bereits das Eintauchen von Körperteilen ins Wasser kann Rhythmusstörungen hervorrufen oder bestehende massiv verschlimmern. Daher dürfen Herzkranke mit Rhythmusstörungen nur in den Fällen schwimmen, in denen durch eine **telemetrische EKG-Ableitung** im Wasser (Herzströme werden per Funk an ein Aufzeichnungsgerät weitergeleitet) gefährliche ventrikuläre Rhythmusstörungen ausgeschlossen wurden.

Außerdem sollten Patienten mit potenziell gefährlichen Rhythmusstörungen alle Sportarten meiden, bei denen sie selbst und andere in Gefahr geraten könnten, falls die Rhythmusstörungen zu Kammerflimmern o. ä. führen. Dazu gehören vor allem Bergsteigen, Fliegen und Tauchen.

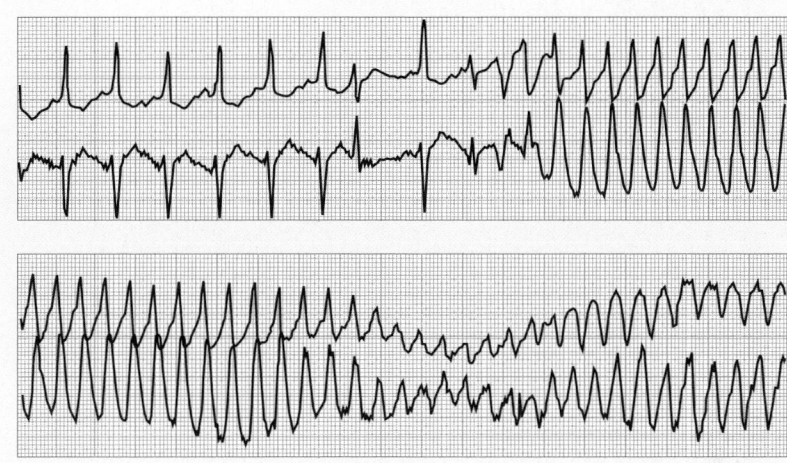

Abb. 25: EKG mit ventrikulären Extrasystolen, die ein Kammerflimmern auslösen

Was die Behandlung von ventrikulären Rhythmusstörungen angeht, so gibt es leider keine Medikamente, die sie einfach zum Verschwinden bringen können. Viele Mittel zur Behandlung von Rhythmusstörungen vermögen zwar ventrikuläre Extrasystolen zu verringern, andererseits sind sie selbst in der Lage, solche Rhythmusstörungen hervorzurufen. Deshalb ist bei der Behandlung von ventrikulären Rhythmusstörungen die optimale Therapie der zugrunde liegenden Ursache am wichtigsten.

Bei der koronaren Herzkrankheit besteht diese Behandlung z. B. in der Verbesserung der Minderdurchblutung des Herzens durch eine Ballondilatation der verengten Herzkranzgefäße oder durch eine Bypass-Operation. Bleiben trotz aller anderen Behandlungsmaßnahmen gefährliche Rhythmusstörungen bestehen oder hat ein Patient bereits einmal ein Kammerflimmern erlitten, dann wird man eventuell einen **automatischen Cardioverter bzw. Defibrillator** einpflanzen, der ähnlich aussieht wie ein Herzschrittmacher, aber vor allem dazu dient, ein Kammerflimmern zu erkennen und dieses durch einen Elektroschock zu unterbrechen.

Ein solches Gerät schützt den Patienten zwar weitgehend vor einem tödlichen Kammerflimmern, es sollte ihn aber nicht dazu verleiten, durch leichtsinniges Überschreiten seiner individuellen Belastungsgrenze den Elektroschock auszulösen. Denn erstens ist der Effekt dieses Schocks nie-

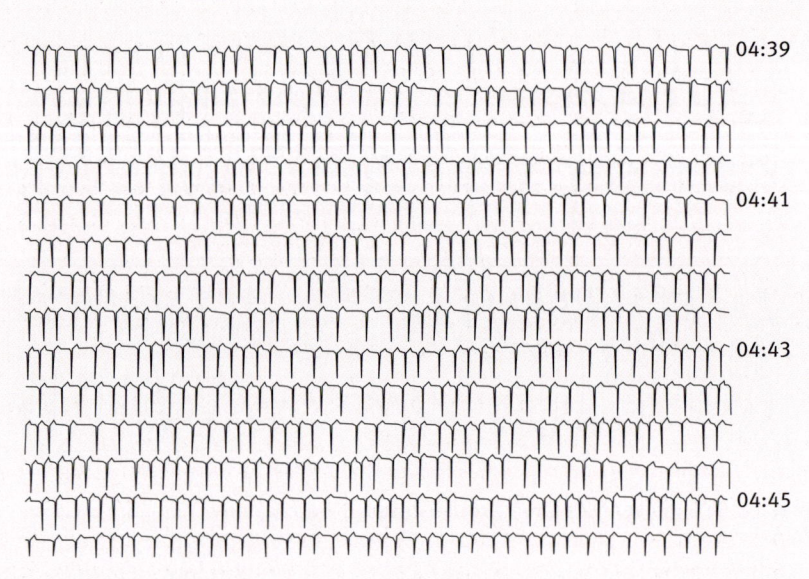

Abb. 26: EKG bei Vorhofflimmern

mals zu 100 Prozent sicher und zweitens ist die Erfahrung eines Elektroschocks bei vollem Bewusstsein sehr unangenehm und schmerzhaft.

Vorhofflimmern

Beim **Vorhofflimmern** wird der Herzrhythmus nicht mehr vom natürlichen Impulsgeber im Vorhof gesteuert, vielmehr wird eine ständig in den Vorhöfen kreisende Erregung in unregelmäßigen Abständen auf die Herzkammern übergeleitet und bewirkt so einen vollkommen ungleichmäßigen Puls (absolute Arrhythmie).

Vorhofflimmern kommt sehr häufig vor und nimmt mit zunehmendem Alter an Häufigkeit immer mehr zu. Während von allen Erwachsenen nur 0,5 Prozent betroffen sind, leiden mehr als zehn Prozent der über 70-Jährigen daran. In den meisten Fällen wird Vorhofflimmern durch eine Erkrankung des Herzens wie z. B. Herzklappenfehler oder eine andere Krankheit (z. B. Schilddrüsenüberfunktion) verursacht. Bei 15 Prozent der Menschen mit Vorhofflimmern lässt sich keine Ursache finden. Es kann anfallsartig auftreten oder ständig bestehen. Subjektive Beschwerden, wie Herzklopfen, Schwindel und Atemnot, ruft hauptsächlich das anfallsartige (paroxysmale) Vorhofflimmern hervor.

Bei einem schnellen (oder auch sehr langsamen), unregelmäßigen Puls kann das Herz pro Minute nur wenig Blut in den Körper pumpen, was sich besonders bei Menschen mit einer bereits bestehenden Herzerkrankung bemerkbar macht, z. B. als Angina pectoris bei Menschen mit koronarer Herzkrankheit. Als Komplikation können sich in dem meist vergrößerten linken Vorhof Blutgerinnsel bilden, die mit dem Blutstrom in den Körper und vor allem ins Gehirn transportiert werden und dort eventuell einen Schlaganfall verursachen.

Sowohl bei einem gehäuft anfallsartig auftretenden Vorhofflimmern als auch bei kontinuierlichem Vorhofflimmern kann man versuchen, einen normalen Rhythmus durch Medikamente oder durch eine Elektrotherapie wieder herzustellen. Dies gelingt umso besser, je kürzer das Vorhofflimmern besteht. Bei länger andauerndem Vorhofflimmern kommt es dagegen vor allem darauf an, einen zu schnellen Ruhe-Herzrhythmus zu normalisieren und Komplikationen durch Blutgerinnsel zu vermeiden.

Die Leistungsfähigkeit von Patienten mit Vorhofflimmern ist vor allem dann eingeschränkt, wenn der Puls unter Belastung übermäßig stark ansteigt. Diesen überschießenden Pulsanstieg kann man durch die Behandlung mit **Betablocker**n etwas bremsen, solange der Puls in Ruhe dadurch nicht zu weit absinkt.

Da beim Vorhofflimmern die Vorhöfe in der Ruhephase des Herzens nicht aktiv Blut in die Kammern pumpen, können sich diese nicht so stark füllen wie beim Gesunden, und die Pumpleistung des Herzens nimmt ab.

> **Hochleistungssport,** der dem Sportler die maximale Leistungsfähigkeit abverlangt, ist deshalb bei Patienten mit Vorhofflimmern auch dann nicht mehr möglich, wenn keine organische Herzerkrankung besteht.

Die Belastbarkeit des einzelnen Patienten ist individuell sehr unterschiedlich und muss von möglichen begleitenden Herzerkrankungen sowie der Leistungsfähigkeit im Belastungs-EKG abhängig gemacht werden.

Special: Sport mit Herzschrittmacher

Herzschrittmacher werden dann eingepflanzt, wenn der eigene Rhythmus zu langsam ist oder ab und zu längere Pausen auftreten, die zu Schwindel bis hin zur Ohnmacht (Synkope) führen. Die Ursachen eines zu langsamen Pulses oder von Pausen im Herzrhythmus allerdings können sehr unterschiedlich sein: Sie können von einer Störung in Bildung oder Ausbreitung der Erregung im Herzen ausgehen oder auf einer schweren Herzschwäche, einer Kardiomyopathie oder einer anderen Herzerkrankung beruhen.

Von diesen Grundkrankheiten, aber auch von der Art des eingepflanzten Schrittmachers, hängt ganz wesentlich die körperliche Belastbarkeit des Patienten ab.

> **Hochleistungssport** ist für Träger von Herzschrittmachern i.d.R. nicht mehr möglich.

Menschen, die allein deshalb einen Schrittmacher bekommen haben, weil ihr Herzrhythmus ab und zu unter eine kritische Grenze sinkt und dies zu Schwindel oder Ohnmachten führt, können weiterhin entsprechend ihrer individuellen Leistungsfähigkeit ihrer gewohnten sportlichen Betätigung nachgehen – jedoch unter folgenden Einschränkungen:

> ### Voraussetzungen für Sport bei Patienten mit Herzschrittmachern
>
> • Es besteht keine weitere wesentliche Schädigung des Herzmuskels.
> • Der Puls steigt unter Belastung normal an.
> • Gefährliche Sportarten müssen gemieden werden.
> • Sportarten, die vor allem auf Beinaktivität beruhen, sollten bevorzugt werden.

Da immer die Möglichkeit besteht, dass der Herzschrittmacher plötzlich nicht mehr funktioniert, dürfen alle Schrittmacherträger **keine gefährlichen Sportarten**, z. B. Reiten, Fliegen, Gleitschirmfliegen, Bergsteigen oder Tauchen, betreiben. Auch müssen sie alle Sportarten wie Boxen, Ringen oder andere Kampfsportarten meiden, bei denen der Schrittmacher beschädigt werden könnte.

Durch heftige körperliche Bewegungen schließlich kann sich (in seltenen Fällen) die Verankerung der Schrittmachersonde aus dem Herzen lösen. Auch das Lösen des Schrittmacheraggregates aus der Brusttasche ist schon beobachtet worden. Da das Aggregat meistens auf der rechten Seite der Brust eingepflanzt wird, kann dies bei Rechtshändern z. B. während eines Tennisspieles passieren. Deshalb eignen sich für Schrittmacherträger besonders Sportarten, bei denen weniger die Arme und stärker die Beine eingesetzt werden wie z. B. Walking, Jogging und Fahrradfahren.

Diese genannten Sportarten können diejenigen Schrittmacherträger bereits nicht mehr ausüben, bei denen der Puls auch unter Belastung nicht wesentlich ansteigt oder deren Rhythmusstörung auf einer schweren Herzerkrankung beruht.

Die erstgenannte Gruppe von Patienten war bisher auf den Puls angewiesen, den der Schrittmacher durch seinen elektrischen Impuls dem Herzen aufgezwungen hat. Zwar wurden in der letzten Zeit Schrittmachertypen entwickelt, die auf bestimmte belastungsbedingte Veränderungen im Körper reagieren und so ihre Impulsfrequenz einer zunehmenden Belastung anpassen sollen. Allerdings sind diese Systeme noch nicht so weit ausgereift, dass sie auf alle Belastungen entsprechend reagieren und dem Patienten jede sportliche Betätigung sicher erlauben würden. Deshalb sollten auch diese Patienten keinen anstrengenden sportlichen Betätigungen mehr nachgehen.

Das heißt jedoch nicht, dass sie sich nun gar nicht mehr bewegen dürfen – im Gegenteil: Sie sollten, ähnlich wie Patienten mit ausgeprägter Herzschwäche, an einem ärztlich überwachten Bewegungsprogramm, z. B. einer Herzgruppe mit geringer Belastung (Übungsgruppe), teilnehmen, durch die positiven Auswirkungen dieser leichten regelmäßigen Bewegung ihr Herz entlasten und ihr Wohlbefinden steigern.

Vielleicht das Wichtigste: Anleitungen zur Selbstmotivation

Zunächst geht es natürlich darum, den herzkranken Bewegungsmuffel zu motivieren, sich mehr zu bewegen, diese Bewegung zu genießen und dadurch ungeahntes Wohlbefinden und Gesundheit zu erfahren. Aber auch der Sportler, der bisher gewohnt war, seinem Körper alles abzuverlangen, was ihm in den Sinn kam, muss sich nach einer Herzerkrankung eventuell erst dazu motivieren, seinen Körper stärker zu schonen, sich u.U. ganz anderen Sportarten als den bisherigen zuzuwenden und seinen Leistungsdrang eher zu bremsen. Das fällt ihm mindestens genauso schwer wie dem Sitzenden, sich zu erheben. Dem letzteren jedoch widmet sich dieses Kapitel zuerst.

Motivation zu mehr Bewegung und Sport

Nach einem Herzinfarkt oder der Diagnose eines vermutlich bereits seit Jahren zu hohen Blutdrucks hören die Patienten folgenden Satz immer wieder: »Sie müssen sich mehr bewegen«. Diese Aufforderung reiht sich ein in eine Flut neuer Appelle und Verbote und geht meist unter zwischen zahlreichen Untersuchungen, Medikamenten, persönlichen Ängsten und Hoffnungen, zwischen Verdrängen und Überspielen – und letztlich wird weitergemacht wie bisher.

Wer jedoch bereits ein Buch mit dem Titel »Sport bei Herzerkrankungen« gekauft hat, obwohl er bis jetzt sogar seine Briefe mit dem Auto zum Postkasten gebracht hat, der ist bereits in hohem Maße motiviert, diese vielfach ausgesprochene Formel »Sie müssen sich mehr bewegen« in irgendeiner Form in die Tat umzusetzen. Aber wie?

Da stellen sich zunächst einmal diese oder ähnliche Fragen:

- Welchen Sport darf ich überhaupt betreiben – nach einem Herzinfarkt?
- Wie kann ich meinem schwachen Herzen Bewegung überhaupt zumuten?
- Hält meine künstliche Herzklappe einer Radtour stand? Kann ich richtig hart trainieren, jetzt, wo mein Blutdruck wieder gut eingestellt ist?

Viele dieser Fragen sind sicher während der Anschlussheilbehandlung beantwortet worden – vorausgesetzt, man hat an einer solchen teilgenommen. Aber selbst in diesem Fall kommen einige Fragen erst später auf – wenn das normale Leben wieder weitergeht.

Wie also beginnen?

Zunächst einmal sollten Sie sich über Ihre Krankheit kundig machen, z. B. sollten Sie wissen, ob die **Leistung Ihres Herzens** eingeschränkt ist und wenn ja, in welchem Maße. Weiterhin ist wichtig, ob Sie unter **Herzrhythmusstörungen** leiden und wie hochgradig bzw. gefährlich diese sind – falls Sie welche haben. Schließlich müssen Sie wissen, **wie stark Sie sich belasten können**, denn das ist ein unerlässlicher Wegweiser zur weiteren sportlichen Betätigung.

Grundlage hierfür ist das **Belastungs-EKG**, das Sie nach einer akuten Herzkrankheit, nach einem Eingriff am Herzen oder zur Kontrolle einer länger bekannten Herzkrankheit in regelmäßigen Abständen immer wieder durchführen sollten.

Durchführung des Belastungs-EKG

Wichtig ist, dass Sie dieses Belastungs-EKG unter der Kontrolle eines erfahrenen Arztes, am besten eines Kardiologen, durchführen. Dabei sollten Sie sich bis zu Ihrer maximalen Leistungsgrenze belasten und keinesfalls den Test nur deshalb beenden, weil ein Diagramm für ein bestimmtes Alter eine Belastung bis zu einer von vornherein begrenzten Wattzahl festlegt.

Der Test wird erst dann beendet, wenn Sie keine Kraft mehr haben, um weiterzumachen oder der Arzt Gründe dafür sieht, z. B. Hinweise auf eine Minderdurchblutung des Herzens im EKG, Rhythmusstörungen, einen zu hohen oder nicht adäquat ansteigenden Blutdruck oder Puls. Auch wenn Sie Angina pectoris bekommen, Ihnen schwindelig ist oder Sie sich anderweitig schlecht fühlen, sollte der Test abgebrochen werden. Nur ein solches symptomlimitiertes Belastungs-EKG erlaubt eine Beurteilung Ihrer individuellen Belastbarkeit.

Übrigens kann sich diese nach einem akuten Ereignis wie einem Herzinfarkt im Laufe von Monaten und Jahren immer wieder ändern. So kann

z. B. Ihre Leistungsfähigkeit nach und nach zunehmen, wenn Sie ein dosiertes Bewegungsprogramm durchführen. Sie kann sich aber auch akut verschlechtern, wenn die koronare Herzkrankheit fortschreitet und ein oder mehrere Herzkranzgefäße sich stärker verengen.

Auch kann ein Herz nach einem Infarkt – von allein, durch nicht ausreichende Behandlung oder durch Überlastung – mehr und mehr seine Pumpleistung einbüßen und sich in Richtung einer Herzinsuffizienz entwickeln. Jede Verschlechterung des Befindens sollte Sie also zu Ihrem Hausarzt oder Kardiologen führen, der die Ursache dafür herauszufinden versucht und dabei auch immer wieder ein neues Belastungs-EKG durchführen wird.

Das sollten Sie vor dem Belastungs-EKG beachten

- Ziehen Sie für das Belastungs-EKG **geeignete Kleidung** an, und/oder nehmen Sie für diese Untersuchung einen Trainingsanzug und Turnschuhe mit.
- Sagen Sie einen mit dem Arzt vereinbarten Termin besser ab, wenn Sie die ersten Anzeichen einer Erkältung spüren oder sich anderweitig unwohl fühlen. Diese **Befindlichkeitsstörungen** könnten u.U. zu einem völlig falschen Ergebnis führen.

Wichtig ist auch, dass Sie immer dann, wenn sich etwas an der Behandlung verändert hat, erneut ein Belastungs-EKG durchführen. Jede neue Tablette, das Weglassen einer früher eingenommen und sogar allein die Änderung der Dosierung kann eine Veränderung von Puls, Blutdruck und Belastbarkeit bewirken.

Schließlich errechnet sich aus der maximalen Leistungsfähigkeit während des Belastungs-EKG der **Trainigspuls** – und der ist wiederum eine wichtige Richtschnur dafür, wie Sie trainieren sollen.

Der Trainingspuls

Zur Berechnung der Trainingsherzfrequenz oder des Trainingspulses benötigen Sie ein möglichst aktuelles Belastungs-EKG, das Sie mit allen Medikamenten durchgeführt haben, die Sie zurzeit ständig einnehmen. (Nur zu diagnostischen Zwecken werden die Medikamente vor dem Belastungs-EKG abgesetzt!)

Wenn bis zur letzten Belastungsstufe weder subjektive Beschwerden noch krankhafte Befunde an EKG, Puls oder Blutdruck aufgetreten sind, dann nimmt der Arzt den Puls dieser Belastungsstufe und zieht davon den Ruhepuls ab. Von der Differenz errechnet er 60 Prozent, die er wieder zum Ruhepuls addiert.

Wenn Sie beim Training diesen Puls als Richtwert heranziehen, trainieren Sie bei **60 Prozent** Ihrer maximalen Belastbarkeit. Das bedeutet, dass Sie einerseits Ihr Herz nicht überlasten, andererseits aber auf Herz und Kreislauf einen ausreichend großen Trainingsreiz ausüben, der wiederum eine günstige Wirkung auf Ihr Herz-Kreislauf-System hat.

Treten beim Belastungs-EKG dagegen Beschwerden auf oder zeigen sich im EKG, bei der Puls- oder Blutdruckmessung krankhafte Veränderungen, wird der Arzt diejenige Stufe als Ihre oberste Belastung wählen, bei der diese Veränderungen noch nicht aufgetreten sind. Dann errechnet er aus diesem Wert den Trainingspuls, der zwar nicht dem optimalen Trainingsreiz entsprechen kann, dafür jedoch die Sicherheit gewährt, dass Sie sich bei der Bewegung nicht überlasten.

Dies gilt insbesondere für Krankheiten wie Herzklappenfehler, Kardiomyopathien oder Herzinsuffizienz, bei denen durch die Bewegung keine wesentliche Veränderung der Herzleistung erwartet werden kann; dagegen führt die Verbesserung der Muskelfunktion und -koordination auf indirekte Weise zur Entlastung des Herzens.

Die Wahl der richtigen Bewegungsform

Auch wenn Sie nun wissen, wie stark Sie sich belasten können, müssen Sie noch diejenige Bewegungsform bzw. Sportart wählen, die dieser Belastbarkeit entspricht. Dabei kann die folgende Tabelle ein wenig behilflich sein, sofern Sie wissen, mit wie viel Watt pro Kilogramm Körpergewicht Sie sich maximal belasten dürfen. Diese Tabelle kann und will allerdings nur als Richtschnur dienen, da viele Sportarten in sehr unterschiedlicher Form durchgeführt werden können und die dafür nötige Belastung stark schwankt.

Ihre Belastbarkeit in Watt pro Kilogramm Körpergewicht errechnet sich ebenso aus dem Belastungs-EKG wie die Trainingsherzfrequenz. Haben Sie (oder Ihr Arzt bzw. der Bewegungstherapeut in der Herzgruppe) Ihre Trainingsherzfrequenz bestimmt, dann gehen Sie folgendermaßen vor:

● **Sportarten und Belastbarkeit (in Watt pro Kilogramm Körpergewicht, Auswahl)**

> 3 Watt/kg KG	(Hoch-)Leistungssport, Gewichtheben
2–3 Watt/kg KG	Ski alpin, Fußball, Hockey, Eishockey Leichtathletik, viele Kampfsportarten, Tennis, Tischtennis und Squash als Wettkampf, Tanzsport, Surfen, Geräteturnen
1–2 Watt/kg KG	Walking, leichtes Jogging, Schwimmen, Skilanglauf, Bergwandern, Tennisdoppel, Yoga Eislaufen, Inlineskating, Rollschuhlaufen, Rudern Aerobic, Callanetics, Golf, Kegeln, leichtes Triathlon, Gesellschaftstanz
≤ 1 Watt/kg KG	leichte Formen von Gymnastik, dosiertes Ausdauertraining auf dem Ergometerfahrrad, Gehen in der Ebene mit evtl. leichten Anstiegen, langsames Fahrradfahren in der Ebene, leichte Spiele wie z. B. langsam und ohne Ehrgeiz gespieltes Familytennis, Pingpong, Softball, Federball, Paddeln, leichte und kurze Tänze, TaiChi und QiGong, leichtes Kegeln und Eisstockschießen ohne Ehrgeiz

Suchen Sie diejenige Belastungsstufe im Belastungs-EKG, bei der Sie in etwa Ihren Trainingspuls erreicht haben.

Wenn Sie sich z. B. bis 150 Watt maximal belastet haben und Ihr Puls auf dieser Stufe 140 Schläge/Minute betrug – bei einem Ruhepuls von 70 Schlägen/Minute, ergibt sich daraus ein Trainingspuls von 112 Schlägen/Minute (s. Kapitel »Trainingspuls (Trainingsherzfrequenz)«, S. 48 ff).

Diesen Puls hatten Sie vielleicht schon bei 100 Watt erreicht. Dies ist nun die Wattstufe, bei der Sie mit 60 Prozent Ihrer maximalen Belastbarkeit so trainieren können, dass Sie Ihr Herz nicht überlasten, dennoch aber positive Auswirkungen auf Herz und Kreislauf erzielen können. Nun teilen Sie diese 100 Watt noch durch Ihr Körpergewicht, z. B. 80 Kilogramm, dann beträgt Ihre Belastbarkeit 1,25 Watt/kg KG.

Diese Belastbarkeit wird Ihnen als Richtlinie dienen, eine Sportart zu wählen, mit der Sie sich nicht zu stark und nicht zu gering belasten. Beim Training selbst sollten Sie immer Ihren Trainingspuls heranziehen, um beurteilen zu können, ob Sie zu stark trainieren und Ihr Herz dadurch in Gefahr bringen, oder ob Sie unterfordert sind, so dass das Training keine ausreichenden positiven Wirkungen auf Herz und Kreislauf entfalten kann.

Bewegung muss Spaß machen!

Ebenso wichtig wie die richtige Belastung ist Ihr Spaß an der gewählten Bewegungsform oder Sportart. Es nützt gar nichts, wenn Sie missmutig Sport treiben, nur weil es Ihnen Ihr Arzt geraten hat, ohne dass Sie durch diese Betätigung Freude empfinden. Das könnte aber für Menschen, die sich noch nie etwas aus Bewegung gemacht haben und zuletzt in Ihrer Kindheit herumgetollt sind, etwas schwierig werden.

Hier hilft es einzig und allein, verschiedene Dinge auszuprobieren, denn letztlich kann nur die Erfahrung Sie lehren, ob eine bestimmte Sportart Ihnen zusagt oder nicht. Diese Erfahrung werden Sie jedoch meist nicht innerhalb von wenigen Minuten machen: Wenn Sie z. B. ein einziges Mal durch den Park laufen und dies dann vielleicht auch noch völlig falsch angehen, ist Ihnen allzu schnell die Freude an einer vielleicht doch für Sie optimalen Sportart verleidet.

Auch die eine oder andere Gymnastikstunde kann viele Menschen abschrecken, denen vielleicht die Musik nicht gefällt, die bei dem vorgegebenen Tempo nicht mithalten können oder denen die Belastungsstufe zu niedrig und der Kurs daher zu langweilig ist.

Suchen Sie sich einmal eine ruhige Stunde aus, ziehen Sie sich zurück und entspannen Sie sich. Stellen Sie sich nun vor, dass Sie sich mehr bewegen und sogar anfangen Sport zu treiben. Versetzen Sie sich in verschiedene Situationen, wo Sie gehen, laufen, Fahrrad fahren, an einer Gymnastikgruppe teilnehmen, mit einem Dackel im Wald spazieren gehen, im Park ruhige TaiChi-Bewegungen ausführen oder in einem Ballettsaal einen Jazztanz einüben … Beobachten Sie einfach, wie Sie sich bei den verschiedenen Vorstellungen fühlen, ob Sie Neugier, Abneigung, Spannung oder Widerwillen empfinden oder sogar innerlich lächeln müssen, weil Sie dabei eine richtig gute Figur machen.

Oder denken Sie an Zeiten zurück, vielleicht sogar an Ihre Kindheit, wo Sie sich sicher ständig bewegt haben, gespielt, gerannt und herumgetollt sind. Vielleicht finden Sie auch hier einige Anregungen und stoßen auf verschüttete Wünsche und Dinge, die Sie früher unbedingt einmal tun wollten, zu denen Sie aber bisher nie gekommen sind. Wenn diese Bilder sich am Anfang nur schleppend zeigen wollen, probieren Sie es einfach noch einmal – irgendwann werden sie Ihnen sicher wertvolle Informationen liefern.

Geben Sie auf keinen Fall auf, wenn die ersten zwei bis drei Versuche nicht gerade ermutigend waren. Und gehen Sie am besten nicht ganz allein vor, sondern lassen Sie sich beraten, trainieren Sie mit einem Freund/einer Freundin oder nehmen Sie – zumindest zu Beginn Ihrer Bewegungskarriere – an einer Herzsportgruppe teil (s. u.).

Wenn Sie sich für das Laufen entscheiden und Ihre Krankheit und Belastbarkeit es zulassen, Sie aber keinerlei Erfahrung mit dieser Sportart haben, dann beginnen Sie am besten in einer Laufgruppe mit niedriger Belastung oder laufen Sie mit einem guten Freund, der Sie und Ihre Krankheit kennt und selbst schon länger diesem Sport nachgeht. Er wird Ihnen erklären, wie Sie ganz langsam beginnen, so dass Sie »laufen, ohne zu schnaufen« – und dass Sie immer Gehpausen einlegen sollten, wenn Sie doch einmal außer Atem gekommen sind.

Sicherlich ist die neue Bewegungserfahrung für den Ungeübten am Anfang etwas fremd, lassen Sie es aber keinesfalls nur bei einem einzigen Versuch bewenden. Sobald Sie sich für eine Bewegungsform entscheiden, sollten Sie mit sich selbst ausmachen, dass Sie diese sportliche Betätigung zumindest für einige Wochen beibehalten werden – es sei denn, sie spüren von Anfang an ganz genau, dass Ihnen diese Art der Bewegung niemals Spaß machen wird.

Denn die Erfahrung zeigt, dass es oft vier Wochen dauert, bis man an einer Bewegung wirklichen Spaß findet – und sie dann gar nicht mehr missen möchte. Wenn Sie ganz genau in sich hineinfühlen, dann spüren Sie sehr schnell, ob Ihnen etwas gar nicht zusagt, oder ob da nicht doch etwas ist, das Sie noch ein wenig länger ausprobieren wollen. Wenn die Freude an der gewählten Bewegung jedoch nach drei oder vier Wochen wieder abebbt oder sich gar in Missbehagen umwandelt, dann sollten Sie sich einer anderen Bewegung zuwenden.

Im nächsten Kapitel finden Sie sehr viele Sportarten, von denen sicher die eine oder andere Ihrer Belastbarkeit entspricht und Ihnen gleichzeitig auch Spaß machen kann – Sie müssen sie nur noch ausprobieren.

Auch wenn Sie dann schon längere Zeit eine neu ausgesuchte Sportart ausüben, kommt es immer wieder einmal vor, dass Sie keine Lust haben werden und in den alten Trott zurückzufallen drohen. Dann sollten Sie dennoch den Vertrag, den Sie mit sich geschlossen haben, einhalten und zumindest fünf Minuten lang Ihrer üblichen sportlichen Betätigung nachgehen. Meist verliert sich die Abneigung nämlich, wenn Sie die Abwehr aufgegeben haben, und der Spaß stellt sich doch noch ein.

Sollten Sie nach den ersten fünf Minuten aber immer noch eine große Abneigung gegen die Bewegung verspüren, dann hören Sie getrost auf und lassen Sie auf keinen Fall ein schlechtes Gewissen aufkommen – Sie haben es ja schließlich probiert. Den nächsten Termin können Sie dann mit Lust und Freude wieder wahrnehmen.

Und wenn Sie die Lust an einer gewählten Bewegungsform für immer verlassen sollte, dann suchen Sie sich statt dieser einfach eine andere. Ohnehin tut es Ihrem Herzen gut, wenn Sie mehreren verschiedenen Arten von Bewegung bzw. sportlicher Betätigung nachgehen. Das gilt selbst für schwer kranke Herzpatienten, die sich meist nur unter ärztlicher Kontrolle in einer Herzgruppe bewegen dürfen, denn auch dort führen Sie während einer Stunde unterschiedliche Bewegungsformen durch.

Wenn Sie nicht (nur) an der Herzsportgruppe teilnehmen wollen, dann können Sie ebenfalls wechseln zwischen ausgedehnten Spaziergängen, einem flotten Walking am Waldrand, einer Radtour am Wochenende und einem auf Sie zugeschnittenen Gymnastikprogramm. Bei besserer Belastbarkeit können Sie auch ein regelmäßiges Tennisdoppel einplanen, oder Sie ziehen sich Rollschuhe bzw. Inlineskates an und drehen im Park mit Freunden ein paar Runden.

Am besten von allem etwas

Je mehr unterschiedlichen sportlichen Aktivitäten Sie nachgehen, desto besser trainieren Sie alle Hauptbewegungsformen des Körpers: Ausdauer, Kraft, Koordination, Schnelligkeit und Beweglichkeit. Und von allen fünf können Sie profitieren:

Vorteile der Bewegungsschulung – nicht nur für Herzpatienten

- Das **dynamische Ausdauertraining** sorgt für die Entlastung Ihres Herzens, senkt einen erhöhten Blutdruck und hat viele weitere positive Wirkungen (s. S. 34).
- Auch **ein wenig mehr Kraft** trägt dazu bei, dass Herz und Kreislauf nicht bei jeder körperlichen Anstrengung im Alltag gleich auf Hochtouren laufen müssen und Sie völlig außer Atem kommen.
- Eine **geübte Koordination** macht die Muskelarbeit ökonomischer und nimmt Ihrem Herzen deshalb überflüssige Arbeit ab.

- **Schnelligkeit und erhöhte Reaktionsfähigkeit** vereinfachen das Leben in allen Bereichen und helfen Ihnen z. B. auch in Gefahrensituationen, so dass Sie sich bei einem Sturz rasch und gekonnt abstützen und dadurch schlimme Verletzungen vermeiden.
- **Höhere Beweglichkeit und Flexibilität** erleichtern ebenfalls sämtliche Bewegungsabläufe im Alltag, ersparen dem Herzen unnötige Kraft und verbessern die Funktion von Muskeln, Sehnen und Gelenken.

Schließlich erhöht eine verbesserte körperliche Belastbarkeit – und dies kann ein Mehr an Bewegung selbst bei Menschen mit schwerster Herzinsuffizienz bewirken – das Wohlbefinden, den Bewegungsradius und die Selbstständigkeit auch bei fortgeschrittenen Erkrankungen bis ins hohe Alter.

Ablauf einer Trainingsstunde

Natürlich sollten Sie sich bei einer schwereren Herzkrankheit, z. B. nach einem ausgedehnten Infarkt, bei einer fortgeschrittenen Herzklappenerkrankung, einer Kardiomyopathie oder nach einer Herzoperation, nicht ohne ärztlichen Rat und bewegungstherapeutische Anleitung daran machen, irgendeine Sportart auszuüben.

Dennoch ist es hilfreich zu wissen, wie eine Trainingseinheit aufgebaut sein sollte. Wenn Sie gut belastbar sind und sich z. B. mit einem gut eingestellten Bluthochdruck oder einem Mitralklappenprolaps ohne Mitralinsuffizienz (s. S. 110 ff) selbst ein Trainingsprogramm zusammenstellen, sollten Sie sich noch intensiver mit einem solchen Schema auseinander setzen und sich daran halten – auch wenn Ihnen hier am Anfang eine ausführliche individuelle Beratung zunächst die beste Hilfe ist.

Jedes Training sollte mit einer etwa zehnminütigen **Aufwärmphase** beginnen, in der Sie langsam laufen oder schnell gehen sowie große Muskelgruppen durch Lockerungsübungen (z. B. »Ausschütteln« von Armen und Beinen) auf die Bewegung einstimmen. Auch wenn Sie joggen wollen, ist es sinnvoll mit einem besonders leichten, langsamen Laufen zu beginnen. In dieser Anfangsphase sollten Sie auch die Muskeln dehnen, die Sie anschließend stärker beanspruchen wollen.

Die Dehnung sollten Sie auf jeder Seite etwa dreimal durchführen und für mindestens zehn Sekunden halten. Dehnungen dürfen als Ziehen

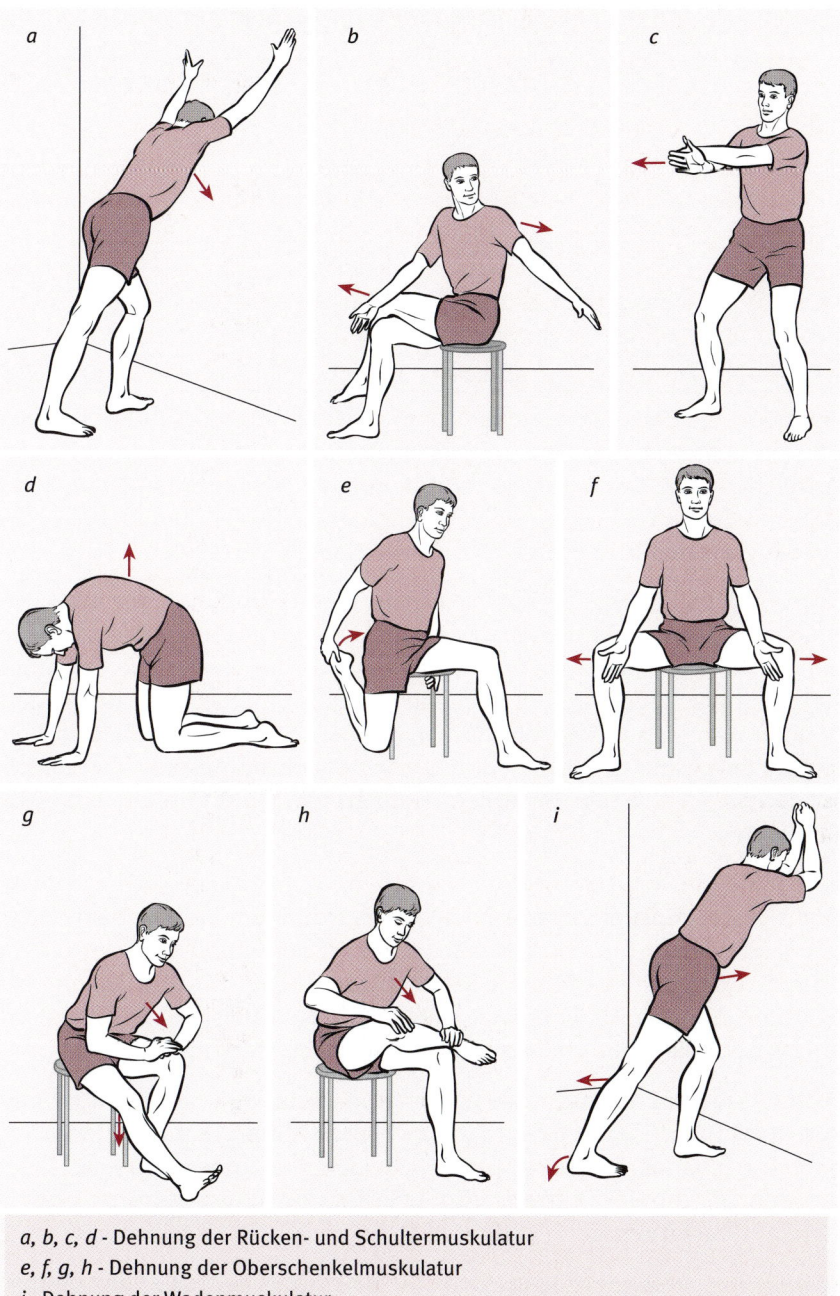

a, b, c, d - Dehnung der Rücken- und Schultermuskulatur
e, f, g, h - Dehnung der Oberschenkelmuskulatur
i - Dehnung der Wadenmuskulatur

Abb. 27: Dehnung der Muskulatur an Rücken, Schulter, Oberschenkel und Wade

spürbar sein, sollten aber keine Schmerzen bereiten. Auf keinen Fall dürfen Sie versuchen, die Dehnung durch Wippen zu verstärken. Durch ausreichende Lockerung, Aufwärmen und Dehnen beugen Sie Verletzungen vor.

Nach weiteren lockeren Bewegungen beginnen Sie nun mit dem **eigentlichen Training**. Jede neue Bewegung bzw. Belastung sollten Sie anfangs vorsichtig und mit geringer Belastung »einüben«. Das gilt auch für das Laufen, selbst wenn wir meinen, dies sei eine angeborene Fähigkeit. Dies ist im Prinzip zwar richtig, aber durch unsere sitzende Lebensweise haben wir diese Fähigkeit zumindest zum Teil wieder verloren.

Sobald Sie eine Bewegungsform beherrschen, sei es Joggen, Fahrradfahren oder verschiedene Übungen zum Muskeltraining, sollten Sie nach der Aufwärmphase **mit höherer Belastung trainieren**. Dann, wenn Sie Anzeichen von Erschöpfung spüren, senken Sie insgesamt die Belastungsintensität und legen vielleicht auch die eine oder andere Pause ein. Dieses Vorgehen hilft ebenfalls, Verletzungen zu vermeiden.

Kontrollieren Sie regelmäßig Ihren **Puls**, bereits einmal in der Aufwärmphase, vor allem aber mehrmals während des eigentlichen Trainings. Legen Sie sofort eine Pause ein, wenn Ihr Puls die errechnete Trainingsherzfrequenz überschreitet, aber auch dann, wenn Sie stark außer Atem geraten oder sich nicht wohl fühlen. Nehmen Sie das Training erst dann wieder auf, wenn der Puls deutlich unter den Trainingspuls abgesunken ist und Sie sich wieder fit fühlen. Trainieren Sie von nun an aber etwas langsamer.

Wenn Sie ein **Krafttraining** durchführen, dann belasten Sie möglichst nur kleinere Muskelgruppen im Wechsel, trainieren Sie z. B. beide Arme nacheinander und nicht gleichzeitig mit einer Hantel, messen Sie anschließend den Puls und legen Sie nach einer Serie eine ausreichend lange Pause ein, bis Ihr Puls weit unter dem Trainingspuls angelangt ist. Lockern Sie dabei die vorher beanspruchten Muskelgruppen.

Atmen Sie ganz bewusst, vor allem dann, wenn Sie kraftbetonte Übungen durchführen. Atmen Sie in der ruhigeren Phase ein und während der Kraftanstrengung langsam aus. Vermeiden Sie unbedingt eine Pressatmung, die Ihr Herz extrem stark belastet und akut gefährden kann (s. Kapitel »Pressatmung«, S. 41 ff).

Achten Sie – besonders dann, wenn Sie langsam ermüden – ganz bewusst auf eine **möglichst gerade Körperhaltung**, um Wirbelsäule und Gelen-

● **Ablauf einer Trainingsstunde – auf einen Blick**

Aufwärmphase	leichtes Laufen, Lockerungsübungen, wenig anstrengende Bewegungen Dehnungsübungen, pro Seite 3-mal jeweils 10 Sekunden Gesamtdauer: etwa 10 Minuten • Pulskontrolle (einmalig) • Atemkontrolle
Trainingsphase	allmähliches Einüben des Bewegungsablaufs Training mit erhöhter Belastung bis zur ersten Ermüdung, Pausen • Pulskontrolle (mehrmals) • Atemkontrolle
Endphase	allmähliches Ausklingen der Bewegung, evtl. Dehnungs- und Lockerungsübungen • Pulskontrolle • Atemkontrolle
Entspannungsphase	entspannte Haltung einnehmen, evtl. Entspannungsübung durchführen

ke zu schonen. Stehen Sie mit leicht angewinkelten Knien und richten Sie den Oberkörper aus den Knien und Hüftgelenken heraus auf, nicht aus der Lendenwirbelsäule.

Lassen Sie das Training allmählich durch langsamere Bewegungen und Lockerungsübungen ausklingen. Auch jetzt sollten Sie die Muskeln, die Sie beansprucht haben, noch einmal ausgiebig dehnen.

Nehmen Sie nach dem Training eine **entspannte, angenehme Haltung** ein und spüren Sie nach, wie Ihr Körper sich anfühlt. Auch eine Entspannungsübung, evtl. mit der Unterstützung einer Kassette, kann die Lockerung und das Wohlbefinden vertiefen.

Special: Herzsportgruppen

Eine **Herzgruppe** ist für jeden Herzpatienten geeignet, zumal es Gruppen für **gering, mäßig und gut belastbare Patienten** gibt. Während solche Gruppen anfangs nur für Patienten mit koronarer Herzkrankheit gegründet wurden (daher der alte Name Koronargruppe), findet man – zumindest in größeren Städten – heute auch spezielle Gruppen für Herzklappenpatienten, für Menschen mit Herzschwäche und sogar für Patienten nach einer Herztransplantation.

Die Teilnahme an einer Herzsportgruppe ist aus vielen Gründen unge-heuer wichtig. Einerseits spornt sie den Bewegungsmuffel dazu an, etwas aktiver zu werden, und umgekehrt schützt sie den allzu Ehrgeizigen vor zu hoher Belastung. Denn ein Herzinfarktpatient, der den akuten Infarkt gerade überlebt hat, möchte dieses physisch wie psychisch sehr eingrei-fende Erlebnis so rasch wie möglich hinter sich lassen und übertreibt dann oft, wenn er sich und seiner Umwelt beweisen möchte, dass es ihm wieder so gut wie zuvor oder sogar noch besser gehe. Eine Herzsport-gruppe, die der Arzt nach der Belastbarkeit seines Patienten für ihn aus-gesucht hat, hilft ihm, diese Übertreibungen zu vermeiden und zu spüren, wenn er sich über seine von der Erkrankung gesetzten Grenzen belastet.

Außerdem bietet die Herzsportgruppe einen großen Fundus an Möglich-keiten, wie man seinen Körper bewegen kann. Schließlich geht es hier nicht nur um eine Stunde dynamischen Ausdauertrainings, das – wie schon erwähnt – für Herz und Kreislauf besonders günstig und auch für das kranke Herz eine Entlastung ist.

Die Stunden beinhalten meist auch alle Formen körperlicher Aktivität, sie zeigen, wie man sich aufwärmt, es werden Dehnübungen durchge-führt, und neben Koordination, leichtem Muskeltraining und Ausdauer-belastungen geht es auch um die Verbesserung der – bei Herzpatienten oftmals nur in Ansätzen vorhandenen – Körperwahrnehmung sowie um Entspannung und Information.

Was das Sportprogramm angeht, so stellen die Bewegungstherapeuten z.B. verschiedene Arten von Gymnastik vor, von Ausdauerbelastungen (Walking, Laufen), leichtem Muskeltraining und vielem mehr, was für den Patienten auch eine Anregung sein soll, sein persönliches Sportpro-gramm in eine solche Richtung auszubauen.

> Denn eine **Herzsportgruppe,** die einmal in der Woche stattfindet, kann und soll nur eine Anleitung sein für ein **Bewegungsprogramm,** das der Herzpa-tient **möglichst täglich,** zumindest aber **dreimal pro Woche,** durchführt.

Insofern ist eine Herzsportgruppe auch nicht ein »Verein für Invalide«, wie sie oftmals spöttisch gerade von früheren Sportlern unter den Herz-patienten bezeichnet wird. Im Gegenteil, gerade die Teilnahme an dieser Gruppe kann das sportliche Bewusstsein eines jeden Menschen erwei-tern.

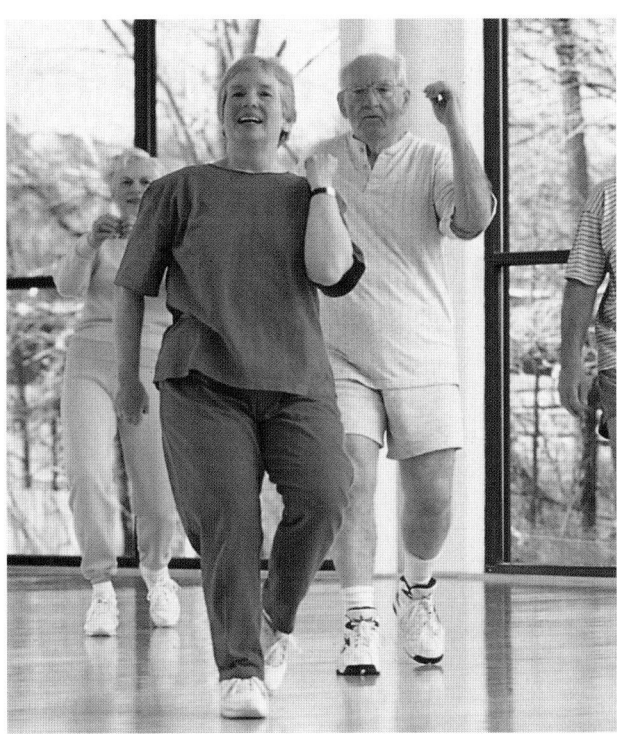

Abb. 28: Herzsport-
gruppe beim Training

Und schließlich kommt der Gruppe noch eine weitere wichtige Bedeutung zu: Durch den sozialen Kontakt mit anderen Herzkranken können
viele ihr früheres Selbstbewusstsein zurückgewinnen und erhalten durch
Gespräche mit den anderen Betroffenen oftmals lohnende Ratschläge
und Hilfe für eigene Probleme. Auch das gesellige Beisammensein nach
der Gruppe kann für diejenigen, die es mögen, zum Quell der Lebensfreude werden. Dabei dürfte das hier verzehrte Bier ein sicherlich zu ver-
nachlässigendes Gesundheitsrisiko darstellen, wenn man es der Freude
gegenüberstellt, welche die Betroffenen in dieser Runde miteinander teilen.

Die Herzsportgruppe kann also ein wichtiger Ausgangspunkt für alle weiteren sportlichen Betätigungen eines Herzpatienten sein, und wem es
dort gefällt, der bleibt einer solchen Gruppe oft über lange Jahre treu –
auch wenn er bereits wieder seine alten Sportarten ausübt oder den Rest
der Woche neu erlernten körperlichen Aktivitäten nachgeht.

Medikamente und körperliche Aktivität

Die meisten Menschen mit einer organischen Herzerkrankung werden mit Medikamenten behandelt. Viele dieser Arzneimittel haben einen Einfluss auf die Belastbarkeit des Herzpatienten, der i.d.R. positiv ist und die Leistungsfähigkeit eher steigert. Allerdings können Medikamente unter gewissen Umständen auch die Belastbarkeit herabsetzen oder andere Einflüsse auf den Körper ausüben, die bei Bewegung und Sport beachtet werden müssen.

Umgekehrt stellt sich die Frage, welche Medikamente eignen sich auch für Leistungssportler, die z. B. an einem hohen Blutdruck leiden, ohne dass sie deren Leistungsfähigkeit stark beeinträchtigen. Im Folgenden wird der Einfluss der in der modernen Therapie von Herzerkrankungen wichtigsten Substanzen auf die körperliche Belastbarkeit dargestellt.

Betarezeptorenblocker

Betarezeptorenblocker (Betablocker) verhindern u. a. die Informationsübertragung vom sympathischen, antreibenden Teil des vegetativen Nervensystems auf Herz und Kreislauf. Dadurch nimmt die Herzkraft ab, der Puls wird langsamer und der **Blutdruck** sinkt. Dies führt zu einer Entlastung des Herzens, das mit geringerer Kraft arbeitet und dabei weniger Sauerstoff benötigt. Betablocker können bei Herzinfarktpatienten nachweislich das Risiko eines zweiten Infarktes mindern.

Sie gehören daher zur Standardtherapie nach **Herzinfarkt**, sofern keine weiteren Erkrankungen deren Einsatz verbieten. Auch senken Betablocker einen erhöhten Blutdruck und sie werden gerade bei jungen Patienten häufig zur Hochdrucktherapie eingesetzt.

Ein drittes Gebiet, in dem sich die Behandlung mit Betablockern erst seit kurzem bewährt hat, ist die **Herzschwäche**. Hier dienen die Betablocker vor allem dazu, den fatalen Auswirkungen der gesteigerten Aktivität des sympathischen antreibenden Nervensystems entgegenzuwirken (s. Kapitel »Herzschwäche«, S. 120 ff).

Beim Herzpatienten kann die **Leistungsfähigkeit** durch die Behandlung mit einem Betablocker deutlich verbessert werden, da er den Sauerstoffbedarf des Herzens herabsetzt, einen überschießenden Blutdruckanstieg unter Belastung verhindert und vor belastungsbedingten Rhythmusstörungen schützt. Da der Betablocker den Ruhepuls verringert und noch stärker den Pulsanstieg unter Belastung bremst, muss die Trainingsherzfrequenz unbedingt aus einem Belastungs-EKG errechnet werden, das unter dieser Behandlung durchgeführt wurde. Auch jede Änderung der Dosierung eines Betablockers sowie die Kombination mit einem anderen Wirkstoff erfordert ein aktuelles Belastungs-EKG und die erneute Berechnung des Trainingspulses.

Anders als beim Herzpatienten, der ohnehin nicht auf seinem maximalen Belastungslevel trainieren sollte, kann die Belastbarkeit des Leistungssportlers durch eine Betablockertherapie beeinträchtigt sein. Zum einen erreicht der Leistungssportler nicht mehr seinen maximalen Puls, zum anderen behindert der Betablocker auf dieser höchsten Belastungsstufe die optimale Bereitstellung von Energie. Und nicht zuletzt werden Betablocker zu den Dopingmitteln gerechnet, da sie lästiges Herzrasen und Zittern verhindern und auf diese Weise die Leistung steigern können.

Aus all diesen Gründen sollten (Hoch-)Leistungssportler, die z.B. unter Bluthochdruck leiden und ein intensives und dauerhaftes Training absolvieren, mit anderen Mitteln als einem Betablocker behandelt werden. Hierzu eignen sich besonders ACE-Hemmer und Kalzium-Antagonisten.

ACE-Hemmer

ACE-Hemmer drosseln die Bildung eines gefäßverengenden Hormons, erweitern so die Arterien und senken den Blutdruck. Außerdem wirken sie der Vergrößerung der linken Herzkammer durch einen länger bestehenden Bluthochdruck entgegen und verhindern nach einem Herzinfarkt Umbauvorgänge im Herzen, die Ursache für eine spätere Herzschwäche sein können. Schließlich wirken sie der Aktivierung des sympathischen antreibenden Teils des vegetativen Nervensystems entgegen, der bei Patienten mit Herzinsuffizienz bedrohliche Rhythmusstörungen auslösen kann.

> **ACE-Hemmer** werden bei Bluthochdruckpatienten zur Senkung des erhöhten **Blutdrucks** eingesetzt und gehören zur **Standardtherapie** nach **Herzinfarkt** und bei **Herzinsuffizienz.**

Da sie beim **Leistungssportler** die Leistungsfähigkeit nicht beeinträchtigen, stellen sie auch für diese Menschen ein günstiges Mittel zur Behandlung des Bluthochdrucks dar. Allerdings senken sie den Blutdruck nicht so stark wie andere Substanzen, so dass sie nicht selten mit weiteren blutdrucksenkenden Mitteln kombiniert werden müssen.

Kalzium-Antagonisten

Kalzium-Antagonisten erweitern die arteriellen Blutgefäße und senken dadurch den Blutdruck. Kalzium-Antagonisten vom **Verapamil-Typ** wirken außerdem Herzrhythmusstörungen entgegen und vermindern die Pumpkraft des Herzens. Aufgrund dieser Nebenwirkung werden sie bei Herzpatienten eher zurückhaltend eingesetzt.

Kalzium-Antagonisten vom **Dihydropyridin-Typ** haben keinen direkten Einfluss auf Herzrhythmusstörungen, führen aber zu einer Aktivierung des sympathischen, antreibenden Teils des vegetativen Nervensystems. Auf diese Weise erhöhen sie den Puls und das Risiko von gefährlichen Herzrhythmusstörungen. Da besonders ältere Präparate mit Substanzen, deren Wirkung nur von kurzer Dauer ist, ungünstige Nebenwirkung haben, dürfen sie bei Menschen mit koronarer Herzkrankheit ausschließlich in retardierter Form angewendet werden – wenn überhaupt. Hierbei wird der Wirkstoff langsam aus den Tabletten freigesetzt und der Sympathikus nicht so stark stimuliert. Heute werden neben diesen retardierten Produkten vor allem neuere Kalzium-Antagonisten eingesetzt, die langsamer und länger wirken und nur eine geringe Aktivierung des sympathischen Nervensystems verursachen.

Obwohl Kalzium-Antagonisten bei Herzpatienten über eine Verbesserung der Sauerstoffbilanz im Herzen die Belastbarkeit eher steigern, ist man aufgrund der oben genannten möglichen Nebenwirkungen eher vorsichtig bzw. kombiniert die Kalzium-Antagonisten vom Dihydropyridin-Typ mit einem Betablocker. Eine Kombination von Betablockern mit Kalzium-Antagonisten vom Verapamil-Typ ist wegen der möglicherweise zu starken Senkung des Pulses jedoch nicht erlaubt. Bei **jungen (Leistungs-) Sportlern** gelten (neben den ACE-Hemmern) besonders die neueren

Dihydropyridin-Kalzium-Antagonisten als Mittel der Wahl zur Behandlung eines erhöhten Blutdrucks.

Diuretika

Diuretika bewirken eine verstärkte Ausscheidung von Flüssigkeit über die Niere, wodurch das Blutvolumens im Körper kleiner wird. Auf diese Weise können ein erhöhter Blutdruck gesenkt und Wassereinlagerungen im Gewebe aufgrund einer Herzschwäche ausgeschwemmt werden.

Die Belastbarkeit besonders von herzinsuffizienten Patienten wird durch Diuretika verbessert. Allerdings senken Diuretika vornehmlich den Ruheblutdruck, während der Blutdruck unter Belastung nicht bei allen Patienten günstig beeinflusst wird. Bei Patienten mit koronarer Herzkrankheit sollten Diuretika zur Senkung eines begleitenden Hochdrucks möglichst nicht eingesetzt werden, da sie die Blutfette erhöhen und eine Insulinresistenz fördern können.

Ein weiterer Nachteil der Behandlung mit Diuretika besteht darin, dass sie kaum dazu beitragen, die Vergrößerung der linken Herzkammer durch einen lange Zeit bestehenden Hochdruck wieder zu verkleinern.

Auch für **Leistungssportler** sind Diuretika weniger geeignet, da sie über die Verkleinerung des Blutvolumens die Leistungsfähigkeit beeinträchtigen können. Insgesamt sollte man bei sportlich aktiven Herzpatienten den Einsatz von Diuretika genau abwägen.

Nitrate

Nitrate erweitern sowohl Arterien als auch Venen, so dass der Blutdruck sinkt und gleichzeitig weniger Blut zum Herzen zurückfließt. Dadurch wird das Herz entlastet und Angina-pectoris-Beschwerden gelindert. Nitrate werden als Dauertherapie vor allem bei Patienten mit koronarer Herzkrankheit eingesetzt, bei denen es unter Belastung immer wieder zu Angina-pectoris-Beschwerden kommt, die anders (insbesondere durch Ballondilatation oder Bypass-OP) nicht zu behandeln sind.

Nitrate verbessern die Belastbarkeit von KHK-Patienten, allerdings rufen sie bei einigen Patienten Kopfschmerzen hervor, die sich unter körperlicher Anstrengung oft noch verschlimmern. Ein weiterer Nachteil der Nitrate ist, dass der Körper sich an die Behandlung gewöhnen würde, sofern man ihm nicht jeden Tag eine Nitratpause gönnt. Zwar legt man diese Pause meist in die Abend- und Nachtstunden, dennoch muss ein sportlicher Koronarpatient bedenken, dass in dieser Zeit seine körperliche Belastbarkeit abnimmt.

Für **Leistungssportler** spielen Nitrate keine Rolle, da eine koronare Herzkrankheit, bei der diese Mittel eingesetzt werden, ohnehin keinen Leistungssport mehr zulässt.

Digitalis

Digitalis-Präparate erhöhen vor allem die Pumpleistung des Herzens und erniedrigen die Pulsfrequenz. Deshalb werden sie bei Patienten mit Herzschwäche und bei schnellem Puls infolge von Vorhofflimmern eingesetzt.

Dementsprechend verbessert Digitalis die Belastbarkeit von herzinsuffizienten Patienten. Bei Patienten mit schnellem Vorhofflimmern verlangsamen sie zwar den Puls in Ruhe, haben aber keinen Einfluss auf den bei Vorhofflimmern oft überschießenden Pulsanstieg unter Belastung. Außerdem können sie gelegentlich auch ventrikuläre Rhythmusstörungen auslösen (s. S. 126 ff). Schließlich rufen Digitalis-Präparate im Belastungs-EKG bisweilen Veränderungen hervor, die sich von denen bei Minderdurchblutung des Herzens bei koronarer Herzkrankheit nicht unterscheiden lassen.

Deshalb sollte ein Digitalis-Präprarat vor einem Belastungs-EKG zu diagnostischen Zwecken immer abgesetzt werden, während es bei einem Belastungs-EKG zur Beurteilung der Leistungsfähigkeit – die unter Digitalis ja meist höher ist – natürlich eingenommen werden muss. Da sich die Herzleistung von Gesunden durch Digitalis nicht steigern lässt und herzinsuffiziente Patienten ohnehin keinen **Leistungssport** betreiben können, spielen diese Mittel bei Leistungssportlern keine Rolle.

Gerinnungshemmende Mittel

Gerinnungshemmende Medikamente beeinflussen zwar die Belastbarkeit weder positiv noch negativ, sie stellen für körperlich aktive Herzpatienten aber dennoch ein gewisses Risiko dar.

Antikoagulanzien (z. B. Marcumar®) hemmen die Blutgerinnung stark und führen bei äußeren, aber auch inneren Verletzungen zu lang anhaltenden Blutungen. Sie werden vor allem bei Patienten mit Vorhofflimmern, nach Herzklappenersatz mit künstlichen Klappen, bei Herzwandaneurysma nach einem ausgedehnten Herzinfarkt sowie bei einigen seltenen Herzkrankheiten eingesetzt. Aufgrund der stark erhöhten Blutungsneigung sollten die Patienten, die diese Mittel einnehmen, auf Sportarten verzichten, die eine erhöhte Verletzungsgefahr mit sich bringen. Dazu gehören z. B. Reiten, alpiner Skilauf, Bergsteigen, Mannschaftssportarten wie Fußball und (Eis-) Hockey, Boxen und Ringen.

Die Thrombozyten-Aggregationshemmer **Acetylsalicylsäure** und **Clopidogrel** verhindern die Blutgerinnselbildung in krankhaft veränderten Gefäßen und werden vor allem bei Patienten mit koronarer Herzkrankheit eingesetzt. Durch diese Mittel wird zwar auch die Blutungszeit leicht gradig verlängert, allerdings kommt es bei Verletzungen nicht zu großen äußeren oder inneren Blutungen. Deshalb sind diese Medikamente kein Hindernis für die Teilnahme auch an verletzungsträchtigen Sportarten.

Die wichtigsten Sportarten – was ist für welchen Herzpatienten geeignet?

Sportarten von A bis Z

Aerobic/Dance Aerobic   unterste Belastbarkeitsgrenze: 1–2 Watt/kg KG

Ausdauer: ++(+)   Koordination: ++(+)   Kraft: +   Verletzungsgefahr: +

Dieses Körpertraining wurde in den 70er Jahren in Amerika entwickelt und verbindet Konditionsgymnastik mit Tanzformen. **Aerobic** wird meist in Gruppen mit Musik durchgeführt. Wer an Aerobic teilnehmen will, sollte zumindest mit einem Watt pro Kilogramm Körpergewicht belastbar sein. Allerdings unterscheiden sich verschiedene Aerobic-Kurse in ihrer Belastung stark voneinander.

Deshalb: Auch hier ist der Trainingspuls die wichtigste Leitlinie, ob man sich mit einem solchen Bewegungsprogramm überfordert oder nicht. Leichtere Belastungen findet man meist in Kursen bei der Volkshochschule, Fitnesscenter setzen i.d.R. eine hohe Belastbarkeit von weit mehr als 1 Watt/kg KG voraus. Vorsicht ist geboten durch die meist laute, motivierende Musik, die vergessen lässt, dass man sein Limit bereits überschritten hat.

Dennoch ist Aerobic geeignet für (jüngere) Menschen mit gut eingestelltem Bluthochdruck, Patienten mit gut behandelter koronarer Herzkrankheit, z. B. nach Ballondilatation oder Bypass-OP (ohne Angina pectoris oder Zeichen einer Minderdurchblutung im Belastungs-EKG) sowie für mäßig Übergewichtige und Patienten mit leichten Formen anderer Herzkrankheiten.

Angeln   unterste Belastbarkeitsgrenze: stabile Herzfunktion

Ausdauer: –   Koordination: –   Kraft: –   Verletzungsgefahr: –

Wer angelt, tut dies meist im Sitzen und belastet sich allenfalls dann, wenn er einen großen Fisch an Land ziehen muss. **Angeln** hat zwar keinen Trainingseffekt, es fördert aber die Entspannung und ist daher besonders gut dazu geeignet, einen hohen Blutdruck auf natürliche Weise zu senken, baut Stress ab und sorgt für Erholung und Wohlbefinden.

Ausgleichsgymnastik → s. Gymnastik

Badminton   unterste Belastbarkeitsgrenze: 1,5–2 Watt/kg KG

Ausdauer: ++	Koordination: ++	Kraft: ++	Verletzungsgefahr: +

Badminton ist die Wettkampfform des Federballs, man spielt nicht mit-, sondern gegeneinander mit dem Ziel, den Partner zu schlagen. Diese Sportart erfordert eine relativ hohe Belastbarkeit – zumal, wenn sie im Wettkampf ausgetragen wird. In diesem Fall ist Badminton nur für Menschen mit leichteren Herz- und Kreislauferkrankungen wie z. B. einem gut eingestellten Blutdruck oder einer gut behandelten koronaren Herzkrankheit, leichten Herzklappenfehlern und hoher individueller Belastbarkeit geeignet.

Wird Badminton allerdings in gemäßigter Form »rein privat« gespielt, kann es – je nach persönlicher Belastbarkeit – auch Patienten mit geringerer Leistungsfähigkeit bzw. höhergradigen Einschränkungen der Herzfunktion, z. B. nach einem kleineren Herzinfarkt, erlaubt werden. Wichtig ist, dass die Trainingsherzfrequenz nicht überschritten wird, weshalb der Puls auch während des Spiels häufig gemessen werden muss. Ein Vorteil dieser Sportart ist, dass die Bewegungsabläufe leicht zu erlernen sind.

Ballett   unterste Belastbarkeitsgrenze: 2 Watt/kg KG

Ausdauer: ++	Koordination: +++	Kraft: ++	Verletzungsgefahr: ++

Die Frage, ob ein Patient mit einer Herzerkrankung sein körperliches Training mit **Ballett** beginnen sollte, stellt sich höchst selten. Viel häufiger kommt es hingegen vor, dass Ballett-Tänzerinnen und -Tänzer einen hohen Blutdruck bekommen, bei ihnen eine Herzklappenerkrankung diagnostiziert wird oder sie an einer koronaren Herzkrankheit erkranken.

Da Ballett, insbesondere wenn es professionell betrieben wird, bez. der Belastbarkeit einerseits an Leistungssport heranreicht, andererseits oft aber die Einkommensquelle der Tänzer ist, muss die Frage, ob ein Tänzer nach bzw. mit einer Herzerkrankung weiter tanzen darf, sehr sorgfältig abgewogen werden. Ein leichter bzw. gut behandelbarer Bluthochdruck stellt sicherlich nicht unbedingt das »Aus« für den Ballettprofi dar.

Auch eine koronare Herzkrankheit führt nicht unbedingt dazu – sofern sie früh erkannt, gut behandelt und in ihrem Fortschreiten gebremst werden kann – dass das Tanzen völlig aufgegeben werden muss. Das gilt sicher auch für leichte Formen von Herzklappenerkrankungen. Jede höhergradige Herzkrankheit macht professionelles Tanzen, das von dem einzelnen Tänzer eine hohe körperliche Belastbarkeit abverlangt, jedoch unmöglich.

Bergsteigen   unterste Belastbarkeitsgrenze: 1,5–2 Watt/kg KG

Ausdauer: +(+)   Koordination: ++   Kraft: +++   Verletzungsgefahr: +++

Bergsteigen erfordert einen hohen Krafteinsatz und führt folglich zu großen Blutdruckanstiegen. Es ist daher für Patienten mit schlecht eingestelltem Bluthochdruck sowie für Patienten mit koronarer Herzkrankheit, Herzklappenfehlern und anderen Herzerkrankungen nicht geeignet. Lediglich junge, gut behandelte Hypertoniker oder Patienten mit leichter und gut behandelter sowie in ihrem Fortschreiten weitgehend gebremster koronarer Herzkrankheit dürfen dann weiter bergsteigen, wenn sie diesen Sport bereits vor der Erkrankung ausgeübt haben.

Auch die psychische Belastung stellt eine besondere Gefahr für Patienten mit höhergradiger Herzerkrankung dar. Schließlich verbietet sich Bergsteigen aufgrund der hohen Verletzungsgefahr und der logistischen Schwierigkeit akuter medizinischer Versorgung für Menschen mit Herzschrittmachern sowie unter einer Behandlung mit Antikoagulanzien.

Bergwandern   unterste Belastbarkeitsgrenze: 1 Watt/kg KG

Ausdauer: ++   Koordination: +   Kraft: +(+)   Verletzungsgefahr: +

Bergwandern ist ein weites Feld und reicht von langsamen Spaziergängen in hügeligen Gebieten mit geringer Höhe über Wanderungen auf Hochplateaus bis hin zu zügigem Bergangehen in Hochgebirgslagen über 2000 Metern. Der Patient sollte also in Abhängigkeit von seiner Belastbarkeit Wanderungen auswählen, die er seinem Herzen problemlos zumuten kann. Dabei sind neben der Art und Schwere der Herzkrankheit und der persönlichen Leistungsfähigkeit noch weitere Faktoren zu berücksichtigen:

- die Höhe, in der man wandern möchte,
- die Steilheit des Wanderweges,
- die Länge der Wanderung und
- die Möglichkeit, Pausen einzulegen.

Letzteres ist bereits schwieriger, wenn man sich einer Gruppe gesunder Wanderer anschließt und nicht immer derjenige sein möchte, der die Gruppe aufhält.

Deshalb ist es sinnvoll, zunächst zusammen mit der Familie, Freunden oder Herzpatienten zu wandern und kleinere wie größere Pausen von Anfang an einzuplanen. Selbst ein erfahrener Wanderer mit einer Herzkrankheit sollte keine allzu steilen Anstiege wählen, wenn er z. B. einen großen Infarkt erlitten hat oder sein Herz durch eine langjährige Herzklappenerkrankung Schaden genommen hat. Je höher die Gefilde sind, in die der Bergwanderer aufsteigt, desto weniger Sauerstoff kann sein Blut binden.

Diesen Mangel versucht das Herz u. a. durch einen schnelleren Puls wieder auszugleichen, wodurch es stärker belastet wird. Ein gering belastbarer Patient kann das Herz bereits durch den Aufenthalt in großen Höhen so weit überlasten, dass er eine akute Herzinsuffizienz und eventuell sogar ein Lungenödem bekommt. Wichtig ist, dass ein Herzpatient sein Herz langsam an größere Höhen gewöhnt und große Höhenunterschiede nicht zu schnell (z. B. im Lift) überwindet. Auf jeden Fall sollte jeder Herzpatient während einer Bergwanderung seinen Puls häufiger kontrollieren und sofort eine längere Pause einlegen, wenn die Trainingsherzfrequenz überschritten ist.

Dazu kommt noch, dass bei Wanderungen in einsamen Gebieten rasche ärztliche Hilfe, wie sie ein Herzpatient gelegentlich einmal benötigt, nicht zu bekommen ist. Auf keinen Fall sollte ein Herzkranker alleine wandern und möglichst auch ein Handy bei sich führen, auch wenn er im Gebirge sicher nicht überall eine Verbindung aufbauen kann.

Trotz all dieser Einschränkungen für schwerere Herzerkrankungen ist ein großer Vorteil des Bergwanderns, dass der Patient selbst eine Route entsprechend seiner Erkrankung und Belastbarkeit bestimmen kann.

Bobfahren → s. Rodeln

Bodybuilding   unterste Belastbarkeitsgrenze: 1,5–2 Watt/kg KG

Ausdauer: (+)   Koordination: +   Kraft: +(++)   Verletzungsgefahr: +

Bodybuilding erfordert zwar keinen so hohen Kraftaufwand wie Gewichtheben, es stellt durch die häufigen Wiederholungen der Übungen dennoch eine große Belastung für den Kreislauf dar, da der Blutdruck durch die meist isometrischen Übungen sehr stark ansteigen kann. Reines Bodybuilding ist weder für den Gesunden noch für den Herzpatienten empfehlenswert, weil in erster Linie eine der fünf Hauptbelastungsformen der Muskulatur geübt wird.

Ein individuell dosiertes → Krafttraining ist in Kombination mit einem Ausdauertraining für alle stabilen Herzpatienten geeignet und sogar empfehlenswert, um eine geschwächte Muskulatur zu stärken und dadurch das Herz zu entlasten. Dies gelingt jedoch mit dem auf das optisch beeindruckende Wachsen der Muskulatur abzielende Bodybuilding nicht. Daher ist diese Sportart für Herzpatienten nicht sinnvoll.

Boxen   unterste Belastbarkeitsgrenze: 2 Watt/kg KG

Ausdauer: +   Koordination: ++   Kraft: ++   Verletzungsgefahr: +++

Abgesehen davon, dass **Boxen** insgesamt aus ethischen wie sportmedizinischen Gründen eher bedenklich ist, zumal es zum Ziel hat, den Gegner außer Gefecht zu setzen und daher ein hohes Verletzungspotenzial sogar gewünscht wird, ist Boxen für den Herzpatienten in keinem Fall eine geeignete Belastungsform.

Einerseits kommt es zeitweilig zu sehr hohen Kraftanstrengungen, die den Blutdruck massiv erhöhen, andererseits steigt der Blutdruck bereits durch die psychische Anspannung der Kampfsituation sehr stark an. Und schließlich ist gerade der Kopf in hohem Maße Verletzungen ausgesetzt. Die Ausdauer, die vor allem zur Entlastung des Herzens führt, wird bei diesem Sport kaum trainiert.

Callanetics	unterste Belastbarkeitsgrenze: 1 Watt/kg KG		
Ausdauer: +	Koordination: +	Kraft: +(+)	Verletzungsgefahr: (+)

Callanetics, ein auch als Bodyforming oder Bodystyling bekanntes Gymnastikprogramm, versucht, gezielt bestimmte Muskelgruppen aufzubauen, um dadurch die Figur zu verschönern. Hauptbestandteil ist ein Gelenk schonendes Krafttraining kleiner Muskelgruppen, wobei die jeweiligen Übungen sehr häufig wiederholt werden. Anschließend werden die beanspruchten Muskeln ausgiebig gedehnt. Das Gymnastikprogramm hat keinen größeren Einfluss auf die Ausdauer und Koordination und führt somit nicht zur erwünschten Entlastung des Herzens.

Da die Kraft betonten Übungen zu einer Erhöhung des Blutdrucks führen und so eine Belastung für das Herz darstellen, ist Callanetics nicht für Menschen mit einer schweren Herzkrankheit wie z. B. einer schweren KHK, einer Herzschwäche, einer fortgeschrittenen Herzklappenerkrankung oder mit einem schlecht eingestellten Bluthochdruck geeignet. Doch meist sind es jüngere Menschen, besonders Frauen, die mit einem leichten und meist gut einstellbaren Bluthochdruck, Übergewicht oder einem leichten Herzklappenfehler diese Bewegungsart lange betrieben haben und nun unsicher sind, ob sie dies weiterhin tun können.

Da die Patienten die Wiederholungen selbst dosieren und bei besonders anstrengenden Übungen aussetzen können, kann man Callanetics bei leichteren bis mittleren Herzerkrankungen mit relativ guter Belastbarkeit weiterhin erlauben. Auch dürfte der Blutdruck nicht so hoch ansteigen wie bei anderen Kraftsportarten, da immer nur sehr kleine Muskelgruppen beansprucht werden. Es wird empfohlen, Callanetics mit weiteren Sportarten zu verbinden, um einen höheren Trainingseffekt auch für die Ausdauer zu erzielen.

Curling → s. Eisstockschießen

Eishockey → s. Mannschaftssportarten

Eiskunstlauf → s. Eislaufen

Eislaufen	unterste Belastbarkeitsgrenze: 1–2 Watt/kg KG		
Ausdauer: ++	Koordination: ++	Kraft: ++	Verletzungsgefahr: ++

Eislaufen auf einem zugefrorenen See im Winter oder einem öffentlichen Eisstadion ist i.d.R. nicht sehr belastend, wenn man nur seine Runden dreht bzw. die Figuren läuft, die man beherrscht. Deshalb kann diese sportliche Aktivität auch Patienten mit schwereren Herzkrankheiten erlaubt werden.

Allerdings sind Patienten mit koronarer Herzkrankheit und häufigen Angina-pectoris-Symptomen beim Eislaufen im Winter vermehrt durch diese Beschwerden gefährdet, da sich die Arterien in der Kälte verengen und sich die Sauerstoffversorgung des Herzens verschlechtert. Insgesamt ist Eislaufen eine günstige Sportart, da sie vor allem Ausdauer und Koordination, aber auch Kraft, Schnelligkeit und Flexibilität – je nach individueller Leistungsfähigkeit – trainiert. Jedoch birgt Eislaufen auch in seiner einfachsten Form eine erhöhte Verletzungsgefahr in sich.

Eiskunstlauf erfordert eine höhere Belastbarkeit und kann nur Patienten erlaubt werden, deren Bluthochdruck gut eingestellt bzw. deren koronare Herzkrankheit gut behandelt ist, sowie Menschen mit leichteren Formen von Herzklappenfehlern.

Eisschnelllauf eignet sich vorwiegend als Ausdauerbelastung auch bei mittelschweren Herzerkrankungen, sofern die individuelle Belastbarkeit des jeweiligen Patienten dies zulässt. Außerdem kann diese Sportart auch an eine geringere Belastbarkeit angepasst und die Runden langsamer gelaufen werden.

Bei allen Formen von Eislaufen muss der Puls immer wieder kontrolliert und die Intensität der Belastung reduziert werden, sobald er die errechnete Trainingsherzfrequenz übersteigt.

Eisschnelllauf → s. Eislaufen

Eisstockschießen	unterste Belastbarkeitsgrenze: 1 Watt/kg KG		
Ausdauer: (+)	Koordination: ++	Kraft: +	Verletzungsgefahr: (+)

Eisstockschießen ist ein wenig belastender Freizeitsport, wobei lediglich das Abschießen des Eisstocks ein gewisses Gefahrenmoment darstellt, weil man sowohl aufgrund des Kraftaufwandes als auch durch die psychische Anspannung zur Pressatmung neigt. Deshalb sollten gerade Herzpatienten darauf achten, im Moment des Kraftaufwandes bewusst auszuatmen.

Auch kann die Kälte beim Spielen im Freien bei KHK-Patienten zu Angina-pectoris-Anfällen führen, denen z. B. mit der Einnahme eines Nitrates in niedriger Dosis vorgebeugt werden kann. Ansonsten ist das Eisstockschießen auch aufgrund des geselligen Beisammenseins mit anderen Spielern den meisten stabilen Herzpatienten zu empfehlen.

Extremsportarten   unterste Belastbarkeitsgrenze: 1–3 Watt/kg KG

Ausdauer: –/++   Koordination: –/++   Kraft: –/++   Verletzungsgefahr: +++

Zu den **Extremsportarten** zählen in erster Linie Bungeejumping, Freeclimbing, Riverrafting und Canyoning.

Beim **Bungeejumping** springt man von einem etwa 40 Meter hohen Kran in die Tiefe und wird kurz vor dem Aufprall von einem elastischen Seil, an das man gebunden ist, aufgefangen. Aus dieser Betätigung ergibt sich keinerlei Trainingseffekt.

Freeclimbing ist Bergsteigen ohne Seil und Haken. Diese Extremsportart setzt eine sehr gute körperliche Leistungsfähigkeit und Körperbeherrschung voraus. Beim **Riverrafting** fährt man mit einem Floß oder Kanu durch wildeste Gewässer, eine Erfahrung, die sich durch Kombination mit **Canyoning**, dem Klettern in Wasserfällen, noch an Intensität steigern lässt. Insbesondere beim Canyoning ist eine sehr gute Belastbarkeit und Körperbeherrschung notwendig.

Alle diese Extremsportarten sind für Herzpatienten, auch wenn das Herz bisher nur geringgradig vorgeschädigt oder ein hoher Blutdruck gut eingestellt ist, grundsätzlich nicht geeignet, da sie eine extrem hohe psychische Belastung darstellen, die wiederum über Erhöhung von Blutdruck und Puls das Herz sehr stark belastet und gefährdet.

Bekanntermaßen reicht eine spannende Fernsehsendung aus, um durch die psychische Anspannung einen Herzinfarkt auszulösen. Die psychische Belastung bei den Extremsportarten ist dabei jedoch oft noch weit höher. Und diesem Nervenkitzel, dem Gefühl von grenzenloser Freiheit und Abenteuer steht auf der anderen Seite gar kein oder nur ein geringer positiver Trainingseffekt gegenüber.

Fahrradfahren   unterste Belastbarkeitsgrenze: stabile Herzfunktion

Ausdauer: +/+++   Koordination: +   Kraft: +(+)   Verletzungsgefahr: +(+)

Fahrradfahren gehört zu den klassischen Ausdauersportarten, denn individuell dosiertes regelmäßiges Radfahren belastet Herz und Kreislauf nur gering, hat aber günstige Trainingseffekte auf das Herz-Kreislauf-System. Dabei reichen die Varianten des Radfahrens vom Fahrradergometertraining über Radwanderungen bis hin zum Radrennfahren und Mountainbiking.

Radfahren in seinen milden Formen ist für Menschen mit Übergewicht und Arthrosen von Gelenken der unteren Extremiät besonders gut geeignet, weil die Gelenke hier weniger belastet werden als z. B. beim Joggen oder anderen Sportarten. Abgesehen vom Ergometertraining ist die Verletzungsgefahr beim Radfahren aber relativ hoch.

Das Training auf dem **Fahrradergometer** (Standfahrrad) kann nahezu jeder stabile Herzpatient durchführen, da er die Belastungsstufe und die Dauer des Trainings entsprechend seiner Leistungsfähigkeit selbst wählen kann. Außerdem ist er durch das Ergometertraining unabhängig von Wind und Wetter, und man kann sich das Training, falls es zu langweilig erscheint, durch Lesen, Musik oder Fernsehen angenehmer gestalten. Besonders für ältere Patienten, die sich draußen unsicher fühlen, und sogar für Menschen, die noch nie Rad gefahren sind, ist das Ergometertraining leicht zu erlernen und sicherer als das Fahrradfahren im Freien.

Außerdem erlaubt das Sitzen auf dem Standfahrrad Pulskontrollen während der Belastung. Die maximale Belastung kann man direkt am Belastungs-EKG festlegen – und zwar wählt man die Belastungsstufe in Watt, die man mit der errechneten Trainingsherzfrequenz bewältigen konnte.

Um warm zu werden, beginnt man zu Hause das Training eine oder zwei Wattstufen niedriger und schaltet nach drei bis fünf Minuten auf die Trainingswattstufe hinauf. Anfangs empfiehlt es sich für geringer belastbare Patienten mit höhergradigen Herzerkrankungen nur 15 Minuten zu radeln, um dann im Leerlauf noch einige Runden zum »Abkühlen« zu treten. Diese Belastungsdauer kann man auf 30 bis 45 Minuten oder noch länger steigern.

● **Trainingsprogramm für das Standfahrrad**

Phase	Leistung	Dauer
Aufwärmphase	1–2 Stufen unter der Trainingswattstufe	3–5 Minuten
Trainingsphase	Trainingswattstufe	15–30 bzw. 45 Minuten
Endphase	im Leerlauf	nach Bedarf

Am besten ist es, wenn man **täglich** auf dem Standfahrrad trainiert, **mindestens** aber **dreimal in der Woche.** Spürt man, dass die Belastbarkeit zunimmt, fühlt man sich durch die Wattstufe unterfordert oder erreicht hier den Trainingspuls nicht mehr, ist es an der Zeit, ein erneutes Belastungs-EKG durchführen zu lassen. Erst dann kann man, wenn das Belastungs-EKG dies zulässt, die Trainingswattstufe in Abstimmung mir dem Arzt erhöhen. Eigenständig sollte man nicht einfach eine oder gar mehrere Wattstufen höher als geplant trainieren. Wichtig ist auch, ein gutes Fahrradergometer anzuschaffen, das den Tretwiderstand über eine Wirbelstrombremse erzeugt und leider recht teuer ist.

Radfahren im Freien ist ebenfalls für viele Herzpatienten eine geeignete und sehr günstige körperliche Aktivität, deren Intensität und Dauer Sie ebenfalls an Ihre persönliche Belastbarkeit anpassen können. Es macht meist auch mehr Spaß als das Fahren auf dem Standfahrrad, da man an der frischen Luft ist und besonders bei Radtouren viele neue Eindrücke gewinnt. Das Fahren auf einer ebenen, geteerten Straße sowie mit Rückenwind ist weniger anstrengend als bergan, auf einem sandigen Weg und mit Gegenwind. Wichtig ist, häufig den Puls zu kontrollieren und die Belastung bei Überschreiten der Trainingsherzfrequenz zu reduzieren bzw. sie bei deren Unterschreiten zu erhöhen.

Längere **Radtouren** sollte man sich jedoch erst ab einer Belastbarkeit von über einem Watt/kg KG und bei guter Übung in dieser Sportart zutrauen. Wettkampfmäßig betriebener **Radsport** erfordert eine hohe Belastbarkeit und stellt aufgrund der psychischen Anspannung vor allem für Herzpatienten mit höhergradigen Herzerkrankungen eine zu große Gefährdung für ihr Herz dar.

Beim **Mountainbiking** fährt man mit einem speziell dafür hergestellten Rad steile Steigungen hinauf und genießt die Abfahrt in hoher Geschwindigkeit. Da das Berganfahren für den Herzpatienten durch die hohe Kraftanstrengung eine starke Belastung für Herz und Kreislauf darstellt und das Bergabfahren eine große Verletzungsgefahr birgt, ist diese Sportart für Herzpatienten allenfalls dann geeignet, wenn ein Patient in dieser Sportart sehr geübt ist bzw. sie professionell betreibt und ein Herz bisher keinen (bei einem gut behandelten Blutdruck) bzw. nur einen minimalen Schaden (z. B. eine kleine Infarktnarbe) davongetragen hat. Hier müssen die Gefahren im Einzelfall genau abgewogen werden, bevor einem Herzpatienten dieser Sport weiter erlaubt wird.

Fallschirmspringen   unterste Belastbarkeitsgrenze: 1 Watt/kg KG

Ausdauer: –	Koordination: +	Kraft: (+)	Verletzungsgefahr: ++

Fallschirmspringen erfordert keine hohe körperliche Leistungsfähigkeit, allerdings stellt es aufgrund der hohen psychischen Belastung und dem damit verbundenen Anstieg von Blutdruck und Puls eine potenzielle Gefahr für Herzpatienten dar.

Wer jedoch bereits vor einer Herzerkrankung Fallschirm gesprungen und in dieser Disziplin sehr geübt und erfahren ist, kann u.U. diesen Sport weiter betreiben, insbesondere wenn keine höhergradige Schädigung des Herzens besteht oder ein Bluthochdruck gut eingestellt ist. Dabei könnte die Behandlung mit einem Betablocker Blutdruckanstieg und Pulsbeschleunigung unter der Anspannung etwas senken. Zu beachten ist jedoch, dass Betablocker zu den Dopingmitteln gezählt werden.

Patienten mit einer künstlichen Herzklappe, dauerndem Vorhofflimmern und hohem Risiko für eine Gerinnselbildung im Herzen, die gerinnungshemmende Antikoagulanzien einnehmen müssen, dürfen diese Sportart wegen der hohen Verletzungsgefahr nicht ausüben.

Familytennis → s. Federball

Fechten   unterste Belastbarkeitsgrenze: 1–2 Watt/kg KG

Ausdauer: ++	Koordination: ++	Kraft: +	Verletzungsgefahr: ++

Als vorwiegend dynamische Belastung zählt **Fechten** unter den → Kampfsportarten zu den günstigeren Belastungsformen, die auch keine allzu hohe Leistungsfähigkeit erfordert. Allerdings ist die psychische Anspannung wie bei vielen anderen Kampfsportarten recht hoch, und die damit verbundenen Anstiege von Blutdruck und Puls können ein vorgeschädigtes Herz gefährden.

Für Patienten mit gut eingestelltem Blutdruck, einer gut behandelten und in ihrem Fortschreiten weitgehend gebremsten koronaren Herzkrankheit sowie für Patienten mit leichten Stadien von Herzklappenfehlern kann dieser Sport weiterhin betrieben werden, sofern sie darin bereits geübt sind. Allerdings ist beim Fechten die Verletzungsgefahr besonders hoch – es sind dabei sogar schon Todesfälle aufgetreten. Deshalb sollten Patienten, die gerinnungshemmende Antikoagulanzien einnehmen, möglichst einer weniger gefährlichen sportlichen Aktivität nachgehen.

Federball/Familytennis   unterste Belastbarkeitsgrenze: 1 Watt/kg KG

Ausdauer: +   Koordination: ++   Kraft: +   Verletzungsgefahr: (–)

Federball stellt für Herz und Kreislauf nur eine geringe Belastung dar, da zwischen der leichten Kraftanstrengung beim Aufschlag der langsam fliegende Ball bis zum nächsten Schlag eine relativ lange Erholungspause zulässt. Andererseits wird der Kreislauf dadurch auch nur wenig trainiert. Insgesamt jedoch ist diese Sportart, die zudem noch viel Spaß machen kann, für alle Herzpatienten und selbst für stabile Patienten mit leichter (bis mäßiger) Herzinsuffizienz eine gut geeignete Betätigung, sofern sie entsprechend der individuellen Belastbarkeit gespielt wird.

Kaum anstrengender und daher ebenfalls für die meisten Menschen mit schwerer Herzkrankheit sinnvoll ist das **Familytennis**, bei dem ein relativ weicher Ball mit einem leichten Gummischläger gespielt wird. Bei moderater Spielweise ist auch die Verletzungsgefahr gering.

Fitnesstraining   unterste Belastbarkeitsgrenze: 1–2 Watt/kg KG

Ausdauer: ++(+)   Koordination: +   Kraft: ++(+)   Verletzungsgefahr: (+)

Im Grunde genommen müssten alle Sportarten zum **Fitnesstraining** gezählt werden, deren Ziel es ist, die körperliche Leistungsfähigkeit zu steigern. Im engeren Sinne versteht man darunter jedoch das Training in einem Fitnesscenter. Dieses Training hat den Vorteil, dass nach Beurteilung der persönlichen Belastbarkeit vom Trainer ein individuell dosiertes Trainingsprogramm zusammengestellt wird, das sowohl Ausdauer- als auch Krafttraining umfasst.

In vielen dieser Einrichtungen werden zusätzlich unterschiedliche → Aerobic- und → Gymnastikkurse angeboten. Weiterhin ist es für viele Menschen angenehm, die Zeiten für ihr Training selbst zu bestimmen. Da das Trainingsprogramm sehr individuell aufgebaut ist und persönliche Schwächen und Stärken sowie auch Krankheiten berücksichtigt, ist ein Training in einem seriösen Fitnesscenter auch für Herzpatienten ab einer mittleren Belastbarkeit sowohl möglich als auch sinnvoll. Auf jeden Fall sollte das Programm von einem Bewegungstherapeuten bzw. Sportlehrer zusammen mit dem Hausarzt sorgfältig ausgearbeitet und überwacht werden.

Flugsportarten   unterste Belastbarkeitsgrenze: 0,5 Watt/kg KG

Ausdauer: –	Koordination: (+)	Kraft: –	Verletzungsgefahr: +

Eigentlich sind **Segel- und Motorfliegen** keine echten Sportarten, weil man sich eines Sportgerätes bedient, das die ganze Arbeit leistet. Deshalb ist von diesen Betätigungen auch kein Trainingseffekt zu erwarten. Dagegen kann es durch die psychische Anspannung zu einem erheblichen Anstieg von Blutdruck und Puls kommen, die das kranke Herz gefährden. Diese negativen Effekte werden durch den Sauerstoffmangel in größeren Flughöhen weiter verstärkt.

Deshalb dürfen sich lediglich Herzpatienten mit geringer Vorschädigung des Herzens, die möglichst im Flugsport geübt sind, weiterhin diesen Belastungen aussetzen. Dazu gehören Patienten mit gut eingestelltem Bluthochdruck, gut behandelter und in ihrem Fortschreiten gebremster koronarer Herzkrankheit sowie Patienten mit leichten Formen von Herzklappenerkrankungen. Aufgrund der durch einen Bewusstseinsverlust entstehenden Gefahr für sich und andere dürfen Patienten mit höher gradigen Herzrhythmusstörungen oder Schrittmacherpatienten nicht fliegen.

Fußball   unterste Belastbarkeitsgrenze: 1,5–2 Watt/kg KG

Ausdauer: ++(+)	Koordination: ++	Kraft: ++(+)	Verletzungsgefahr: ++

Unter den Mannschaftssportarten hat **Fußball** den höchsten Trainingseffekt auf Herz und Kreislauf, da über weite Strecken gelaufen wird. Diesem positiven Aspekt stehen der zum Teil große Krafteinsatz beim Ballabspielen und die hohe Verletzungsgefahr gegenüber. Die nötige Belastbarkeit hängt davon ab, ob man gemäßigten »Seniorenfußball« spielt oder mit einer (professionellen) Mannschaft an Wettkämpfen teilnimmt.

Hypertoniker mit gut eingestelltem Blutdruck und Patienten mit gut behandelter und in ihrem Fortschreiten gebremster koronarer Herzkrankheit können bei hoher Belastbarkeit und vor allem dann, wenn sie in dieser Sportart geübt sind, in Einzelfällen auch an Fußballwettkämpfen weiter teilnehmen. Neben der hohen körperlichen Belastung bei solchen Fußballspielen stellt auch die große psychische Anspannung eine Gefahr für ein vorgeschädigtes Herz dar. Patienten, die gerinnungshemmende Antikoagulanzien einnehmen, sollten wegen möglicher gefährlicher Blutungen durch eine Verletzung keinen Fußball spielen (→ Mannschaftssportarten).

Gehen   unterste Belastbarkeitsgrenze: stabile Herzfunktion

Ausdauer: +(+)   Koordination: (+)   Kraft: (+)   Verletzungsgefahr: –

Gehen ist eine der wichtigsten Bewegungsformen des Menschen überhaupt und selbst bei einer schweren, aber stabilen Herzschwäche möglich. Für Patienten mit fortgeschrittenen Herzerkrankungen tragen bereits regelmäßige Spaziergänge in der Ebene zu einer Verbesserung von Leistungsfähigkeit und Wohlbefinden bei, auch wenn sie keinen wesentlichen Trainingseffekt haben. Eine etwas höhere Belastbarkeit erfordert das Wandern in der Ebene, das jedoch Herz und Kreislauf nur geringfügig mehr trainiert als kleinere Spaziergänge.

Einen echten Trainingseffekt für Herz und Kreislauf kann man durch eine höhere Belastung beim Gehen erzielen, so z. B. beim so genannten **Walking**, das sich durch eine höhere Geschwindigkeit auszeichnet als das normale Gehen und bei dem verstärkt auch die Arme eingesetzt werden.

Der Vorteil des Walking ist, dass die Gelenke weniger stark belastet werden als beim → Jogging, weshalb es sich auch für Menschen mit Gelenkerkrankungen und Übergewicht eignet. Ein weiteres Plus besteht darin, dass jeder sein Tempo selbst wählen und an seine Belastbarkeit anpassen kann. Um durch Walking ein ähnlich gutes Ergebnis zu erzielen wie beim Joggen, muss man die Dauer der Belastung erhöhen.

Geräteturnen → s. Turnen

Gewichtheben   unterste Belastbarkeitsgrenze: 2 Watt/kg KG

Ausdauer: –   Koordination: (+)   Kraft: +++   Verletzungsgefahr: +

Gewichtheben erfordert eine hohe Belastbarkeit und ein gesundes Herz, da unter der massiven Kraftanstrengung der Blutdruck sehr hoch ansteigt und der Trainierende beim Heben des Gewichtes nahezu immer in eine Pressatmung gerät, wodurch es zu immens hohen und für ein vorgeschädigtes Herz gefährlichen Blutdruckanstiegen kommt. Aus diesem Grund ist Gewichtheben bei keiner Herzerkrankung sinnvoll.

Golf unterste Belastbarkeitsgrenze: 1 Watt/kg KG

Ausdauer: (+)   Koordination: +   Kraft: (+)   Verletzungsgefahr: (+)

Golf ist gerade bei älteren Patienten eine beliebte Sportart, die auch bei relativ geringer Belastbarkeit noch ausgeübt werden kann, zumal man entsprechend dem persönlichen Leistungsvermögen immer wieder Pausen einlegen und die Dauer des Spiels selbst bestimmen kann. Aufgrund der geringen Ausdauerbelastung kann man jedoch keinen wesentlichen Trainingseffekt für Herz und Kreislauf erwarten.

Wichtig ist, dass die Schlagtechnik unter fachlicher Anleitung sorgfältig geübt wird, um einerseits Pressatmung (s. S. 41 ff) beim Abschlag und andererseits Schäden an Arm und Schulter zu vermeiden. Dass es gerade beim eher als Freizeitvergnügen denn als Sport betrachteten Golf vor allem bei älteren Menschen nicht selten zu Zwischenfällen von Seiten des Herzens kommt, weist darauf hin, dass die Belastung durch das Schlagen des Golfballs nicht unterschätzt werden darf.

Auf jeden Fall sollte man auch beim Golf seinen vorher aus einem aktuellen Belastungs-EKG errechneten Trainingspuls nicht überschreiten. Es ist daher notwendig, den Puls häufig zu kontrollieren.

Gymnastik unterste Belastbarkeitsgrenze: stabile Herzfunktion

Ausdauer: +(+)   Koordination: ++(+)   Kraft: +(+)   Verletzungsgefahr: (–)

Gymnastik ist grundsätzlich für jeden Menschen geeignet, wenn die Belastung an seine individuelle Leistungsfähigkeit angepasst wird: Sie kann von akut Kranken im Bett und von Patienten mit Herzschwäche auf dem Hocker durchgeführt werden und reicht über tänzerische Formen (wie Jazzgymnastik) und Übungen für spezielle gesundheitliche Probleme (z. B. → Wirbelsäulengymnastik) bis hin zu sehr anstrengenden Formen wie Skigymnastik.

Gymnastik sollte in Form verschiedener Lockerungs- aber auch Kräftigungsübungen andere, etwas einseitigere Sportarten wie Jogging abrunden und gehört zu jedem Bewegungsprogramm für Gesunde wie Kranke prinzipiell dazu. Die unterschiedlichen gymnastischen Übungen verbessern die Koordination, erhöhen die Flexibilität, steigern Schnelligkeit und Reaktion, fördern die Muskelkraft und haben, wenn sie in Verbindung mit dynamischen Ausdauerübungen durchgeführt werden, auch einen günstigen Effekt auf Herz und Kreislauf.

Wichtig ist, ein Gymnastikprogramm zusammenzustellen oder einen Gymnastikkurs zu finden, welcher der individuellen Belastbarkeit entspricht. Auch hier muss man regelmäßig den Puls kontrollieren, um eine Überbelastung zu vermeiden oder umgekehrt die Belastung steigern, wenn der Puls ständig unter der Trainingsherzfrequenz liegt.

Jazzgymnastik und ähnliche mit Musik in der Gruppe betriebene Gymnastikformen können dadurch gefährlich werden, dass man sich durch die Gruppe unter Druck setzen lässt, immer »mitzukommen«, und die eigenen Grenzen aus den Augen verliert.

Skigymnastik ist eine sehr kraftbetonte Form der Gymnastik und daher für Patienten mit schlecht eingestelltem Bluthochdruck, koronarer Herzkrankheit mit Beschwerden oder nach einem (größeren) Herzinfarkt sowie bei mittel- bis höhergradigen Herzklappenerkrankungen nicht geeignet.

Handball → s. Mannschaftssportarten

Hockey → s. Mannschaftssportarten

Inlineskating/Rollschuhlaufen	unterste Belastbarkeitsgrenze: 1 Watt/kg KG		
Ausdauer: ++(+)	Koordination: +	Kraft: (+)	Verletzungsgefahr: ++

Nachdem die Rollschuhe mit vier hintereinander angebrachten Rollen in den 80er Jahren zum Trend vor allem bei jungen Menschen geworden sind, nutzen mittlerweile auch immer mehr ältere Zeitgenossen dieses Sportgerät. **Inlineskating** trainiert wie alle Formen des Laufens vor allem die Ausdauer, und man kann Intensität und Dauer der Belastung an die eigene Leistungsfähigkeit anpassen. Ein Nachteil ist die hohe Verletzungsgefahr, der man unbedingt mit einer entsprechenden Ausrüstung wie Knie- und Ellbogenschoner sowie Helm vorbeugen sollte.

Für ältere herzkranke Patienten, die bisher keine Erfahrung bei ähnlichen Sportgeräten (Eislaufen, Rollschuhfahren) hatten, ist es nicht ganz einfach, die Technik zu erlernen, und der Stress dieser Lernphase belastet das Herz oft mehr als das Laufen selbst. Deshalb sollten sie lieber auf eine andere Ausdauersportart zurückgreifen, die ihnen keine Schwierigkeiten bereitet. Wer jedoch die Technik beherrscht, sich innerhalb seiner Grenzen belastet (Pulskontrolle!) und sich vor Verletzungen schützt, kann von dieser Ausdauersportart sicherlich profitieren.

Rollschuhlaufen ist hingegen etwas einfacher zu erlernen, außerdem haben viele Menschen in dieser Bewegungsart bereits Erfahrungen, wodurch die Belastung während des (Wieder-)Erlernens dieser Technik nicht so hoch ist. Ansonsten unterscheidet sich das Rollschuhlaufen, das gerade wieder zum Trend wird, weder von der Belastung noch vom Verletzungsrisiko wesentlich vom Inlineskating.

Jazzgymnastik → s. Gymnastik

Jogging   unterste Belastbarkeitsgrenze: 1 Watt/kg KG
Ausdauer: ++(+)   Koordination: +   Kraft: +(+)   Verletzungsgefahr: (+)

Jogging gilt als besonders günstige Ausdauerbelastung, weil man für sie kein Gerät benötigt, sie nahezu überall und zu jeder Zeit durchzuführen ist und man die Belastung durch entsprechendes Tempo mit angemessenen Pausen sowie die Länge der Strecke selbst bestimmen kann.

Auf jeden Fall ist eine Belastbarkeit von mindestens einem Watt/kg Körpergewicht notwendig, so dass diese Bewegungsform bei fortgeschrittener Herzschwäche oder KHK mit häufiger Angina pectoris nicht ausgeübt werden darf. Auch bei starkem Übergewicht oder Arthrose der Hüft-, Knie- oder Sprunggelenke, die durch das harte Aufkommen auf dem Boden noch verschlimmert werden kann, sollte man statt zu joggen lieber walken, radfahren oder (berg-)wandern.

Dennoch ist Jogging für viele Herzpatienten eine sinnvolle und bei individuell dosierter Belastung günstige Bewegungsform, die am besten mit weiteren sportlichen Aktivitäten kombiniert wird. Am Anfang ist es wichtig, das Laufen unter fachlicher Anleitung sowie möglichst auch unter ärztlicher Kontrolle (also am besten in der Herzgruppe) zu üben. Dabei dient die häufige Messung des Pulses der Beurteilung, ob die gewählte Intensität und Dauer zu hoch oder zu niedrig ist. Besonders zu Beginn kann es eine Zeit dauern, bis man sein persönliches Tempo gefunden hat.

Anfangs sollte man nach etwa zwei Minuten Laufen eine ähnlich lange Gehpause einlegen, später kann man die Belastungsdauer langsam steigern, wobei man das Tempo aber beibehalten sollte. Nach und nach kann man die Pausen zwischen den Laufphasen reduzieren.

Judo → s. Kampfsportarten

Kampfsportarten, asiatische   unterste Belastbarkeitsgrenze: 1,5–2 Watt/kg KG

Ausdauer: +(+)   Koordination: ++   Kraft: ++   Verletzungsgefahr: +(+)

Bei den asiatischen Kampfsportarten wie **Judo, Karate, Taekwondo** und **Kendo** stehen Körperbeherrschung und mentale Effekte oft im Vordergrund. Dennoch benötigen sie meist eine hohe Belastbarkeit und können aufgrund kurzzeitiger hoher Kraftanstrengungen den Blutdruck erhöhen und ein vorgeschädigtes Herz gefährden.

Sie sind für Menschen mit schwereren Herzkrankheiten nur wenig geeignet, können aber von Patienten mit gut eingestelltem Blutdruck, gut behandelter und in ihrem Fortschreiten gebremster koronarer Herzkrankheit sowie milden Formen von Herzklappenerkrankungen vor allem dann (weiter) betrieben werden, wenn die Patienten bereits vor ihrer Erkrankung darin geübt waren.

Kanufahren   unterste Belastbarkeitsgrenze: 1,5–2 Watt/kg KG

Ausdauer: +(+)   Koordination: ++   Kraft: +(+)   Verletzungsgefahr: ++

Kanufahren stellt vor allem für die Arme ein Ausdauertraining dar, während es den Beinen zum Halten des Bootes vor allem Kraft abverlangt, was zu einer Blutdrucksteigerung und somit zur Belastung des Herzens führt. Wird es als Wettkampfsport durchgeführt, kommt außerdem die psychische Anspannung hinzu, die das Herz durch Anstieg von Blutdruck und Puls zusätzlich gefährdet.

Bei jungen Patienten mit leichteren Formen von Herzkrankheiten, die diesen Sport professionell betreiben, muss individuell entschieden werden, ob diese Belastung ihnen weiter erlaubt werden kann. Prinzipiell ist Kanufahren keine geeignete Sportart für Herzpatienten. Zudem ist die Verletzungsgefahr relativ hoch.

Karate → s. Kampfsportarten

Kegeln   unterste Belastbarkeitsgrenze: 1 Watt/kg KG

Ausdauer: (+)   Koordination: ++   Kraft: (+)   Verletzungsgefahr: +

Viele ältere Menschen und auch Herzpatienten sehen im **Kegeln** eher eine angenehme Freizeitbeschäftigung als einen möglicherweise gefährlichen Sport. Tatsächlich aber kommt es beim Kegeln nicht selten zu Zwischenfällen von Seiten des Herzens, die vermutlich durch die relativ hohe Belastung beim Anschieben der Kugel bedingt sind.

Viele Kegler neigen in diesem Moment der Konzentration und Anspannung zur Pressatmung, welche den Blutdruckanstieg durch die Kraftanstrengung noch erhöht. Dieser potenziellen Gefahr steht auf der anderen Seite nur ein minimaler günstiger Trainingseffekt für Herz und Kreislauf gegenüber; allerdings hat das gesellige Beisammensein generell günstige Effekte auf den Verlauf von Herzkrankheiten – sofern nicht zu viel Alkohol und Zigaretten diesen Effekt zunichte machen.

Zwar erfordert das Kegeln keine hohe Belastbarkeit, allerdings ist es wichtig, auf die Atmung zu achten und vor allem beim Anschieben der Kugel mit offenem Mund auszuatmen. Die häufige Kontrolle des Pulses, insbesondere nach dieser mentalen Anspannung und Kraftanstrengung, soll Überbelastungen aufdecken und zu moderaterem Spiel anregen. Dann können auch Patienten mit höhergradigen Herzerkrankungen am »Gesellschaftskegeln« teilnehmen.

Wettkampfmäßig betriebenes Kegeln ist jedoch nur Patienten mit gut behandelten Herzerkrankungen und allenfalls geringgradiger Schädigung des Herzens und der Gefäße erlaubt.

Krafttraining   unterste Belastbarkeitsgrenze: stabile Herzfunktion

Ausdauer: –/(+)   Koordination: +   Kraft: +(++) Verletzungsgefahr: +

In angemessener Form können nahezu alle Herzpatienten von einem **Krafttraining** profitieren, sofern ihr Herz stabil ist und das Training bei schwereren Herzkrankheiten ärztlich überwacht wird. Die Durchführung eines Krafttrainings in diesen Fällen ist im Kapitel »Bewegung und Sport bei Herzschwäche« (s. S. 120 ff) genau beschrieben.

Wichtig ist, dass Herzpatienten nur mit 30 bis 60 Prozent ihrer maximalen Kraft trainieren und möglichst im Intervall mit zwischengeschalteten Pausen immer nur kleinere Muskelgruppen mit wenigen Wiederholungen trainieren. Je belastbarer ein Herzpatient ist und je geringer Herz und Gefäße vorgeschädigt sind, desto stärker kann er seine Muskeln durch Krafttraining aufbauen.

Wichtig ist, dass ein Krafttraining immer mit Ausdauersport und möglichst auch Bewegungsformen, die Koordination und Flexibilität fördern, kombiniert wird. Alleiniges Krafttraining, insbesondere Bodybuilding oder Gewichtheben, ist für Herzpatienten kaum oder nicht geeignet.

Leichtathletik   unterste Belastbarkeitsgrenze: 2 Watt/kg KG

Ausdauer: +/+++   Koordination: (+)/++   Kraft: (+)/++ Verletzungsgefahr: +(+)

Zu den leichtathlethischen Sportarten gehören verschiedene **Lauf-, Sprung- und Wurfdisziplinen**, die wettkampfmäßig betrieben werden. Sie sind für Herzpatienten sowohl aufgrund der hohen körperlichen Belastung als auch der psychischen Anspannung im Wettkampf prinzipiell kaum geeignet. Während bei den Sprung- und Wurfdisziplinen Kraft, Koordination und Schnelligkeit im Vordergrund stehen und ein günstiger Trainingseffekt aufgrund der geringen Ausdauerbelastung hier nicht zu erwarten ist, kann dieser bei Langstreckenläufen sehr hoch sein.

Langstreckenläufe können daher von Menschen mit gut eingestelltem Bluthochdruck, gut behandelter und im Fortschreiten gebremster koronarer Herzkrankheit und eventuell auch sehr milden Formen von Herzklappenfehlern weiter durchgeführt werden. Bezüglich der **Kurzstreckensprints,** der **Wurf- und Sprungdisziplinen** muss die Frage sehr individuell beantwortet werden, ob diese Sportarten von erfahrenen Leistungssportlern weiter betrieben werden dürfen, wenn sie an einer Herzkrankheit leiden. Dabei stehen den gesundheitlichen Risiken meist existenzielle Gründe für das Weiterbetreiben des Sports gegenüber.

Allerdings sind die Anforderungen an eine (Hoch-)Leistungssportart heute dermaßen groß, dass sogar die kleinste gesundheitliche Beeinträchtigung die weitere Ausübung des Sports unmöglich macht (→ Marathonlauf).

Mannschaftssportarten   unterste Belastbarkeitsgrenze: 1–2 Watt/kg KG

Ausdauer: (+)/++   Koordination: ++   Kraft: (+)/++ Verletzungsgefahr: +(+)

Zu den **Mannschaftssportarten** zählen sehr unterschiedliche Spiele wie Baseball, Basketball, Eishockey, Fußball, Handball, Hockey, Prellball, Rugby, Völkerball, Volleyball und Wasserball (→ Schwimmen). Die Intensität der Belastung ist stark abhängig von der Art des Spiels. So erfordert Volleyball bei einem Wettkampf eine hohe individuelle Belastbarkeit, während in Herzgruppen bei veränderten Regeln Herzpatienten selbst mit geringer Belastbarkeit Volleyball spielen dürfen. Aber auch hier entwickelt sich das Spiel gelegentlich zu einem ehrgeizigen Kampf der Mannschaften gegeneinander, so dass die psychische Anspannung nicht zu gering eingeschätzt werden darf.

Der Trainingseffekt ist umso höher, je größer das Spielfeld und die darin zurückgelegten Laufstrecken sind. Die Gefahr von Verletzungen ist vor allem bei denjenigen Spielen hoch, in denen ein Mann gegen den anderen kämpft – wie bei Fußball, Hockey und Eishockey.

Während an leichteren bzw. durch veränderte Spielregeln entschärften Mannschaftssportarten von kürzerer Dauer selbst Patienten mit schwereren Herzerkrankungen teilnehmen dürfen, sofern ihre Belastbarkeit dies zulässt, können Mannschaftssportarten im Verein oder bei Wettkämpfen nur Herzpatienten erlaubt werden, deren Herz bisher keinen oder allenfalls einen minimalen Schaden davongetragen hat. Wichtig ist für alle Herzpatienten, dass sie ihre Belastung durch häufige Pulskontrollen überprüfen, wobei der errechnete Belastungspuls nicht überschritten werden darf.

Marathonlauf	unterste Belastbarkeitsgrenze: 2 Watt/kg KG		
Ausdauer: +++	Koordination: (+)	Kraft: +	Verletzungsgefahr: (+)

Marathonlauf ist ein leichtathletischer Laufwettbewerb, bei dem eine Strecke von 42,195 Kilometern Länge zurückgelegt wird. Er gehört zu den olympischen Disziplinen und hat ebenso durch Volksläufe und Stadtmarathons weite Verbreitung gefunden. Prinzipiell wirkt sich der Trainingseffekt von Langstreckenläufen günstig auf Herz und Kreislauf aus. Allerdings erfordert ein Marathonlauf eine sehr gute Belastbarkeit und gleichzeitig einen guten Trainingszustand in der Disziplin des Laufens.

Jüngere Hypertoniker mit gut eingestelltem Blutdruck und Koronarkranke ohne Herzinfarkt sowie mit gut behandelter koronarer Herzkrankheit können, wenn sie die eben genannten Voraussetzungen erfüllen, von Langstrecken- und Marathonläufen sicher profitieren. Dabei müssen sie bedenken, dass eine Behandlung mit Betablockern (s. S. 150 f) die Leistungsfähigkeit insgesamt herabsetzt und gleichzeitig die Bereitstellung von Energie behindern kann – insbesondere bei Belastungen, die über eine Stunde hinausgehen. Deshalb sollten Menschen, die mit Betablockern behandelt werden, nicht länger als eine Stunde am Stück laufen.

Patienten mit größerer Schädigung des Herzens, z. B. durch Herzinfarkt oder mit eingeschränkter Herzleistung aus anderen Gründen sowie mit höhergradigen Klappenerkrankungen, sollten auf diese Sportart verzichten und auch nicht an Volksläufen teilnehmen, selbst wenn dieser Name eine gewisse Gefahrlosigkeit suggeriert.

Motorsport	unterste Belastbarkeitsgrenze: 1 Watt/kg KG		
Ausdauer: –	Koordination: ++	Kraft: +(+)	Verletzungsgefahr: ++

Auto- und Motorradrennen trainieren Herz und Kreislauf kaum, belasten diese durch die psychische Anspannung aber enorm. Vor allem beim Motorradsport treten als weitere potenzielle Gefahren für das Herz auch hohe Kraftanforderungen hinzu.

Ebenso ist die Gefahr von Verletzungen bei den verschiedenen Motorsportarten relativ hoch. Auch für Menschen mit höhergradigen Herzrhythmusstörungen sowie mit Herzschrittmachern (deren schützende Funktion plötzlich ausfallen kann) sind diese Sportarten generell tabu. Insgesamt ist Herzpatienten auch bei leichteren Erkrankungen und ohne Schädigung des Herzens von diesen Sportarten abzuraten.

Die Frage, ob ein Mensch, der professionell Motorsport betreibt, dies nach bzw. mit einer Herzerkrankung weiter durchführen kann, muss individuell entschieden werden. Dabei spielen die Art und Schwere der Erkrankung sowie die persönliche Belastbarkeit die ausschlaggebende Rolle.

Mountainbiking → s. Fahrradfahren

Paddeln	unterste Belastbarkeitsgrenze: 1 Watt/kg KG		
Ausdauer: (+)	Koordination: +	Kraft: (+)	Verletzungsgefahr: (+)

Paddeln gilt als wenig belastende Form des → Kanufahrens und kann i.d.R. auch von Herzpatienten mit höher gradigen Herzerkrankungen betrieben werden, sofern die individuelle Leistungsfähigkeit dazu ausreicht und keine Beschwerden dabei auftreten. Umgekehrt hat diese Bewegungsform auch kaum günstige Trainingseffekte auf Herz und Kreislauf. Als körperliche Aktivität, die viel Spaß macht, entspannt und Stress abbauen hilft, allgemein die Bewegung fördert und an der frischen Luft durchgeführt wird, muss sie grundsätzlich als günstig für Herzpatienten bewertet werden, sollte aber mit weiteren Sportarten kombiniert werden.

QiGong → s. TaiChi

Reiten   unterste Belastbarkeitsgrenze: 1 Watt/kg KG

Ausdauer: (+)   Koordination: +   Kraft: ++   Verletzungsgefahr: ++

Da man vom Pferd getragen wird, hat **Reiten** kaum einen günstigen Trainingseffekt für Herz und Kreislauf, gleichzeitig erfordert es auch keine hohe Belastbarkeit. Allerdings ist der Kraftaufwand relativ hoch und belastet das Herz. Dazu kommt die psychische Anspannung in gefährlichen Situationen und die hohe Verletzungsgefahr, die Reiten für jene Patienten unmöglich macht, die mit gerinnungshemmenden Antikoagulanzien behandelt werden.

Bei guter Reittechnik und einem ruhigen Pferd können geübte Reiter auch mit höhergradigen Herzerkrankungen diesem Sport weiter nachgehen.

Ringen   unterste Belastbarkeitsgrenze: 2 Watt/kg KG

Ausdauer: +   Koordination: +   Kraft: ++   Verletzungsgefahr: ++

Beim **Ringen** ist vor allem ein hoher Kraftaufwand nötig, während die günstigen Ausdauerleistungen nur gering trainiert werden. Dies belastet ein vorgeschädigtes Herz ebenso wie die hohe psychische Anspannung während eines Ringkampfes. Ringen ist daher generell für Herzpatienten ungeeignet. Lediglich Berufsringer mit leichten Herzkrankheiten wie z.B. einem gut eingestellten Bluthochdruck oder einer geringgradigen, gut behandelten und in ihrem Fortschreiten gebremsten koronaren Herzkrankheit können im Einzelfall diesen Sport weiter betreiben.

Rodeln   unterste Belastbarkeitsgrenze: 1–2 Watt/kg KG

Ausdauer: +(+)   Koordination: +   Kraft: +(+)   Verletzungsgefahr: ++

Beim **Rodeln** kommt es ganz darauf an, wie dieser Sport ausgeübt wird. Gemütliches **Schlittenfahren** erfordert keinen großen Kraftaufwand, hat aber auch kaum einen Trainingseffekt auf Herz und Kreislauf. Aufgrund der eher entspannenden Wirkung und dem Spaß an der frischen Luft ist Schlittenfahren selbst Menschen mit schwereren Herzerkrankungen erlaubt.

Wettkampfmäßiges **Rodeln** ist hingegen aufgrund der hohen psychischen Belastung mit Steigerung von Puls und Blutdruck für Herzpatienten weniger günstig und kann nur erfahrenen Rodelsportlern mit gering gradigen Herzkrankheiten im Einzelfall weiter erlaubt werden. Das gilt im verstärktem Maße auch für das **Bobfahren**, da hier neben der für das Herz generell sehr belastenden Wettkampfsituation auch noch der anstrengende und Kraft aufwändige Sprint beim Anschieben des Bobs hinzukommt.

Zu bedenken ist, dass alle Formen des Rodelns ein hohes Verletzungsrisiko bergen, weshalb Patienten, die gerinnungshemmende Antikoagulanzien einnehmen, auch auf einfaches Schlittenfahren verzichten sollten.

Rollschuhlaufen → s. Inlineskating

Rudern   unterste Belastbarkeitsgrenze: 1–2 Watt/kg KG

Ausdauer: ++(+)   Koordination: ++   Kraft: ++(+)   Verletzungsgefahr: +

Rudern gehört zwar wie Laufen und Fahrradfahren ebenfalls zu den Ausdauersportarten, die günstige Wirkungen auf Herz und Kreislauf haben. Der Trainingseffekt ist beim Rudern sogar besonders hoch, weil viele Muskelgruppen gleichzeitig eingesetzt werden. Andererseits erfordert Rudern aber auch einen hohen Kraftaufwand, wodurch es zu einem starken Blutdruckanstieg kommen kann. Beim Durchziehen der Ruderblätter steigt der arterielle Blutdruck bis auf 300 mm Hg an, was für ein vorgeschädigtes Herz bereits riskant ist.

Deshalb ist leistungssportlich betriebenes Rudern für Herzkranke generell als wenig oder nicht geeignet einzustufen, insbesondere wenn die erhebliche psychische Anspannung bei Wettkämpfen hinzukommt. Demgegenüber kann man das Rudern auch als Freizeitsport so leicht gestalten, dass es der eigenen Belastbarkeit entspricht, die jedoch mindestens 1 Watt/kg KG betragen sollte. Auch bei Formen wie Wanderrudern oder Paddeln sollte daher der Puls regelmäßig kontrolliert werden, um eine Überbelastung zu vermeiden.

Rugby → s. Mannschaftssportarten

Schießen   unterste Belastbarkeitsgrenze: 0,5 Watt/kg KG

Ausdauer: –   Koordination: ++   Kraft: (+)   Verletzungsgefahr: +

Schießen stellt keine größeren Anforderungen an die körperliche Leistungsfähigkeit eines Herzpatienten, umgekehrt hat es aber auch keinen nennenswerten Trainingseffekt auf Herz und Kreislauf. Dagegen darf die psychische Belastung – insbesondere bei Schießwettkämpfen – nicht unterschätzt werden, wobei es über den Anstieg von Puls und Blutdruck zu einer Gefährdung eines vorgeschädigten Herzens kommen kann.

Sowohl Leistungs- als auch Freizeitsportler, die im Schießen bereits routiniert sind, können diese Sportart jedoch dann weiter betreiben, wenn sie auf eine bewusste Atmung ohne Pressdruck (s. S. 41 ff) achten und belastendem Wettschießen möglichst aus dem Weg gehen. Auch hier kann die regelmäßige Pulskontrolle Überbelastungen, die man subjektiv oft nicht wahrnimmt, aufdecken.

Schwimmen   unterste Belastbarkeitsgrenze: 1–1,5 Watt/kg KG

Ausdauer: ++(+)   Koordination: ++   Kraft: ++(+)   Verletzungsgefahr: (+)

Schwimmen gilt zwar generell als sehr günstige Ausdauersportart, insbesondere für Menschen mit Übergewicht und Gelenkbeschwerden, da der Auftrieb im Wasser das Körpergewicht leichter macht und die Gelenke entlastet werden. Für Herzpatienten ist Schwimmen jedoch **nur bedingt geeignet**. Dabei spielen mehrere Faktoren eine wichtige Rolle:

Problematisch ist einerseits, dass beim Eintauchen des Körpers ins Wasser der Wasserdruck die Blutgefäße in äußeren Körperbereichen zusammengedrückt und dadurch ganz plötzlich mehr Blut zum Herzen transportiert wird. Diese Blutmenge ist umso höher, je kälter das Wasser ist, in dem der Patient schwimmt. Diese größere Menge an Blut, die das Herz nun pumpen soll, kann ein geschwächtes Herz überlasten und zu einem akuten Herzversagen mit Lungenödem (»Wasser in der Lunge«) und bedrohlichem Blutdruckabfall führen. Menschen, die unter einer fortgeschrittenen Herzschwäche (egal, welcher Ursache) leiden und deren Belastbarkeit unter einem Watt pro Kilogramm Körpergewicht liegt, sollten daher auf das Schwimmen ganz verzichten.

Durch den Wasserdruck lasten auf den Blutgefäßen nicht nur der eigene Blutdruck, sondern auch der erhöhte Außendruck, was ein vorgeschädigtes Herz ebenfalls gefährden kann.

Der so genannten Tauchreflex, der über eine Verlangsamung der Kreislauffunktionen dem Körper ermöglichen soll, länger unter Wasser zu bleiben, führt gehäuft zu höhergradigen Rhythmusstörungen.

Auch der Puls verlangsamt sich im Wasser, so dass die Trainingsherzfrequenz hier nicht als Maßstab der Belastung dienen kann. Vielmehr gibt bereits ein **deutlich niedrigerer Puls** als der aus dem Belastungs-EKG errechnete Trainingspuls genügend Anlass dazu, die **Belastung zu reduzieren**. Grundsätzlich muss ein Herzpatient, bevor er Schwimmen geht, neben dem Belastungs-EKG auch ein Langzeit-EKG durchführen lassen, damit der Arzt erkennen kann ob höhergradige Herzrhythmusstörungen vorliegen.

Bei komplexen ventrikulären Rhythmusstörungen Lown IV und V (s. S. 128) sowie bei Vorhofflimmern stellt Schwimmen eine große Gefahr für das Herz dar, da sich die Rhythmusstörungen in kaltem Wasser verstärken und ein Kammerflimmern auftreten kann. Patienten mit solchen Rhythmusstörungen sollten möglichst nicht schwimmen und auch keine andere Form von Wassersport betreiben.

Zwar ist dies sicher nicht in allen Fällen möglich, dennoch ist die so genannte **Schwimm-Telemetrie** die aussagekräftigste Untersuchung, ob ein Herzpatient schwimmen darf oder nicht. Hier wird während eines Aufenthalts im Wasser ein EKG abgeleitet und vom Arzt ausgewertet. Selbst bei kleineren Infarkten sowie Kardiomyopathien, die keine wesentlichen Beschwerden verursachen, und anderen eher als leicht eingestuften Herzkrankheiten kann es im Wasser zu höhergradigen, potenziell bedrohlichen Rhythmusstörungen kommen, die auf andere Weise nicht darstellbar bzw. voraussehbar sind.

Beim Schwimmen kommt weiterhin die psychische Belastung durch mehr oder weniger bewusste Angst hinzu, die im Wasser vor allem über die Erhöhung des Blutdrucks das Herz gefährdet. Schwimmen sollten deshalb nur Menschen, die keine Angst vor dem Wasser haben und diese Sportart bereits gut beherrschen – ganz abgesehen von nicht vorhandenen Rhythmusstörungen und ausreichender Belastbarkeit. Dabei sollten sie diejenige Schwimmart bevorzugen, die sie beherrschen und darauf achten, dass sie sich im Wasser nicht überfordern. Außerdem sollte die Wassertemperatur um 30 °C liegen.

Die oben ausgeführten Bedenken gelten natürlich auch für andere Wassersportarten, wie z. B. **Aquajogging** und **Wasserball**, wobei der Wettkampfcharakter einer Mannschaftssportart wie Wasserball die Belastung durch die Kraftanstrengung und die psychische Anspannung erhöht. Ähnliches gilt für **Wasserski**, das einen hohen Krafteinsatz erfordert und vor allem bei weniger Geübten Stresssituationen auslösen kann – die das Herz durch Puls- und Blutdruckanstieg belasten.

Segeln unterste Belastbarkeitsgrenze: 1–2 Watt/kg KG

Ausdauer: (+)   Koordination: ++   Kraft: ++   Verletzungsgefahr: +

Segeln hat nur einen geringen Trainingseffekt für Herz und Kreislauf, da damit kaum eine Ausdauerbelastung einhergeht. Dagegen kann der Krafteinsatz bei sportlichem Segeln, insbesondere bei einer Regatta, sehr hoch sein. Wer jedoch nur bei leichtem Wind auf einem Binnensee dahinschippert, belastet sich nur wenig und gefährdet auch Herz und Kreislauf kaum. Wichtig ist hier, dass der Patient sich entsprechend seiner Herzerkrankung nicht zu stark belastet, möglichst große Erfahrung im Segeln hat und gefährliche Situationen meidet.

Ski alpin unterste Belastbarkeitsgrenze: 2 Watt/kg KG

Ausdauer: (+)   Koordination: ++   Kraft: ++   Verletzungsgefahr: ++

Alpines Skifahren hat keinen wesentlichen Trainingseffekt auf Herz und Kreislauf, dafür erfordert es einen hohen Krafteinsatz und eine gute Koordination. Es ist grundsätzlich nur für Herzpatienten geeignet, die sich sehr gut belasten können, deren Herz nicht oder nur minimal vorgeschädigt ist und die diesen Sport schon länger recht gut beherrschen. In einigen Untersuchungen hat sich nämlich gezeigt, dass das neue Erlernen der Technik des alpinen Skifahrens den meist älteren Herzpatienten mehr belastet als dies ein Abfahrtslauf bei einem routinierten Skifahrer tut.

Auch die psychische Anspannung während der Abfahrt – gelegentlich auch der Ärger am überfüllten Lift – können über die Ausschüttung von Stresshormonen Puls und Blutdruck erhöhen und die Neigung zu gefährlichen Herzrhythmusstörungen erhöhen. Hinzu kommen Höhe und Kälte, die das Herz zusätzlich belasten, da der Sauerstoffmangel in größeren Höhen durch einen schnelleren Puls ausgeglichen wird und die Kälte über eine Verengung der Blutgefäße an der Körperoberfläche die Blutmenge erhöht, die das Herz pro Schlag pumpen muss. Während sich Patienten mit einem vorgeschädigten Herzen durchaus bis in Höhen von

3.000 Metern vorwagen dürfen, ohne sich zu belasten, sollten sie Sport nur in Höhen bis zu 2.000 Metern betreiben.

Schließlich ist auch noch das hohe Verletzungsrisiko zu bedenken, da es selbst bei guter Technik immer wieder zu Stürzen oder Zusammenstößen mit anderen Skifahrern kommt. Herzpatienten, die gerinnungshemmende Antikoagulanzien einnehmen, sollten bereits aus diesem Grund nicht mehr alpin Ski fahren.

Skigymnastik → s. Gymnastik

Skilanglauf   unterste Belastbarkeitsgrenze: 1,5 Watt/kg KG

Ausdauer: ++(+)   Koordination: ++   Kraft: +(+)   Verletzungsgefahr: +

Skilanglauf zählt wie Laufen und Fahrradfahren ebenfalls zu den Ausdauersportarten, die prinzipiell günstige Auswirkungen auf Herz und Kreislauf haben. Allerdings erfordern der Skilanglauf bzw. das Skiwandern auf einer Loipe eine hohe Belastbarkeit und einen großen Krafteinsatz, da alle vier Extremitäten eingesetzt werden. Es gelten hier die gleichen Bedenken zu Höhe und Kälte wie beim alpinen Skilauf (→ Ski alpin), gegenüber diesem lässt sich der Skilanglauf aber auch von älteren Herzpatienten, die bisher keine Erfahrung mit dieser Sportart haben, leicht erlernen.

Wichtig ist, dass die Belastung der individuellen Leistungsfähigkeit angepasst und während des Langlaufens anhand regelmäßiger Pulsmessungen kontrolliert wird, ob ihre Belastungsgrenze bereits überschritten ist. In diesem Fall muss der Herzpatient eine Pause einlegen und darf sich nicht durch die Gruppe zum Weiterwandern verleiten lassen. Genauso muss er – unabhängig von Anderen – seine eigene Geschwindigkeit finden.

Je geringer der Patient belastbar ist, desto eher sollte er ebene Loipen in geringer Höhe wählen, denn einerseits stellt das Berganfahren eine große Belastung für das Herz dar, andererseits kann besonders beim Unerfahrenen auch eine kurze Abfahrt Angst hervorrufen und das Herz gefährden.

Sprungdisziplinen → s. Leichtathlethik

Squash unterste Belastbarkeitsgrenze: 2 Watt/kg KG

Ausdauer: ++   Koordination: ++   Kraft: +   Verletzungsgefahr: ++

Squash trainiert als dynamische Bewegungsform die Ausdauer besser als Tennis und ist leichter zu erlernen. Dennoch erfordert es eine nahezu normale Belastbarkeit und kann durch die intensive Belastung und die psychische Anspannung im Spiel ein vorgeschädigtes Herz rasch überlasten. Deshalb ist Squash i.d.R. nur für Menschen mit leichten Herzerkrankungen wie z.B. einem gut eingestellten Bluthochdruck ohne Herzschädigung oder einer gut behandelten und in ihrem Fortschreiten gebremsten koronaren Herzkrankheit geeignet.

Außerdem müssen sie die Dauer und Intensität des Spiels ihrer persönlichen Belastbarkeit anpassen und sollten sich keine Höchstleistungen abfordern. Durch den Aufprall auf die Seitenwände der Halle oder einen ins Auge fliegenden Ball kommt es nicht selten zu Verletzungen, weshalb Patienten, die mit gerinnungshemmenden Antikoagulanzien behandelt werden, auf diese Sportart besser verzichten.

Surfen unterste Belastbarkeitsgrenze: 2 Watt/kg KG

Ausdauer: (+)   Koordination: ++   Kraft: ++(+)   Verletzungsgefahr: ++

Das echte Surfen in hohen Wellen ist für die meisten Herzpatienten ungeeignet, da es einerseits kaum günstige Wirkungen auf Herz und Kreislauf hat, andererseits aber hohe Kraftanstrengungen erfordert und das Herz durch die psychische Belastung ebenfalls stark in Anspruch nimmt. Hier stellt sich jedoch bisweilen die Frage, ob ein Sportler, der in dieser Disziplin seit Jahren geübt ist, diese Sportart weiter ausüben darf. Dies ist allenfalls im Einzelfall bei leichten Herzerkrankungen ohne wesentliche Einschränkung der Herzleistung möglich.

TaiChi/QiGong unterste Belastbarkeitsgrenze: stabile Herzfunktion

Ausdauer: (+)   Koordination: ++   Kraft: (+)   Verletzungsgefahr: –

Bei diesen in den letzten Jahren in Mode gekommenen **asiatischen Bewegungsformen** handelt es sich weniger um sportliche Aktivitäten als um Entspannungsverfahren, wobei langsame, fließende Bewegungen zusammen mit bewusster Atmung zu mehr innerer Harmonie und Ruhe führen, die Wahrnehmung schärfen und Stress abbauen sollen. Sie sind für nahezu alle Herzpatienten geeignet, wobei viele Übungen von Menschen mit fortgeschrittener Herzschwäche auch im Sitzen ausgeführt werden können.

Tanzen   unterste Belastbarkeitsgrenze: 1–2 Watt/kg KG

Ausdauer: (+)/++   Koordination: ++   Kraft: +(+)   Verletzungsgefahr: (+)

Tanzen umfasst ganz unterschiedlich belastende Bewegungsformen, die von einem fünfminütigen Volkstanz, wie er gerne in Herzsportgruppen durchgeführt wird, über Gesellschaftstänze während eines Familienfestes bis hin zum Tanzsport reichen. Leichte kurze Bewegungsabläufe, die wenig anstrengen und das Herz kaum belasten, können auch Patienten mit schwereren Herzkrankheiten tanzen. Eine durchtanzte Nacht fördert zwar die Ausdauer, ist aber Patienten mit vorgeschädigtem Herzen nur bedingt zu empfehlen. Da auch hier die Belastung sehr unterschiedlich sein kann, gilt als Richtwert, den Puls häufig zu kontrollieren und dabei die Trainingsherzfrequenz nicht zu überschreiten.

Wettkampfmäßig betriebener Tanzsport hingegen erfordert eine gute individuelle Leistunsfähigkeit und kann einem vorgeschädigten Herzen vor allem durch Puls- und Blutdruckanstieg unter der hohen psychischen Anspannung gefährlich werden. Tanzsport ist daher allenfalls einzelnen Patienten mit leichten Herzkrankheiten und hoher Belastbarkeit zu erlauben, die in diesem Sport bereits routiniert sind.

Tauchen   unterste Belastbarkeitsgrenze: 2 Watt/kg KG

Ausdauer: (+)   Koordination: +   Kraft: (+)   Verletzungsgefahr: ++

Tauchen ist für Herzpatienten – auch wenn sie nur an leichteren Herzkrankheiten leiden – generell nicht geeignet. Zwar muss man sicher auch hier in wenigen Einzelfällen Ausnahmen machen. Dies wird allerdings stark dadurch eingeschränkt, dass beim Tauchen die meisten nicht durch einen Unfall bedingten Todesfälle auftreten. Besonders Herzpatienten sind hier gefährdet, da mit zunehmender Tauchtiefe der Blutdruck extrem ansteigt, gleichzeitig durch den Tauchreflex (→ Schwimmen) der Puls ab- und die Gefahr von höhergradigen Rhythmusstörungen zunimmt. Und schließlich ist vom Tauchen kein günstiger Effekt auf Herz und Kreislauf zu erwarten.

Tennis   unterste Belastbarkeitsgrenze: 1,5 Watt/kg KG

Ausdauer: +(+)   Koordination: ++   Kraft: +(+)   Verletzungsgefahr: ++

Tennis hat im Allgemeinen nur einen geringen Trainingseffekt und deshalb kaum günstige Auswirkungen auf Herz und Kreislauf. Nur bei sehr langen Trainings- und Spielzeiten nimmt der Ausdauereffekt zu, was aber Herzpatienten nicht zu raten ist. Stattdessen erfordert Tennis eine hohe Belastbarkeit und führt durch den Krafteinsatz beim Aufschlag zu Blutdruckanstiegen, die über 300 mm Hg hinausgehen können. Zusätzlich wird das Herz durch den Wettkampfcharakter belastet, was ebenfalls Puls und Blutdruck ansteigen lässt.

Allerdings kann man dem Tennis die Schärfe nehmen und den Trainingseffekt etwas erhöhen, indem man lange Ballwechsel spielt und nicht gleich mit dem Gegenüber in den Wettkampf tritt. Auch ist ein Doppel weniger belastend als ein Einzelspiel, da die Pausen zwischen den Belastungen länger andauern. Wichtig ist, dass man durch häufige Pulskontrollen eine Überbelastung früh erkennt und sein Spiel dementsprechend verändert.

Da die Technik des Tennisspielens schwer zu erlernen ist und diese Lernphase den Herzpatienten stark belastet, sollten Menschen mit Herzerkrankungen lieber auf andere, günstigere Sportarten zurückgreifen, wenn sie ganz neu damit anfangen müssen. Für Herzpatienten mit deutlich eingeschränkter Herzleistung, höhergradigen ventrikulären Rhythmusstörungen und Vorhofflimmern ist Tennis aber auch im Doppel nicht geeignet. Sie können jedoch i.d.R. auf weniger anstrengende Rückschlagspiele wie → Federball und Familytennis zurückgreifen.

Tischtennis   unterste Belastbarkeitsgrenze: 1–2 Watt/kg KG

Ausdauer: (+)   Koordination: ++   Kraft: +   Verletzungsgefahr: +

Tischtennis kann man als gemütliches Pingpong auch dann spielen, wenn man an einer höhergradigen Herzerkrankung leidet und die persönliche Belastbarkeit dies zulässt. Wettkampfmäßig betriebenes Tischtennis erfordert hingegen eine hohe körperliche Belastbarkeit und ein weitgehend gesundes Herz, da Puls- und Blutdruckanstieg in der Wettkampfsituation ein vorgeschädigtes Herz stark belasten. Auch das zwischen Pingpong und Wettkampf liegende freizeitsportliche Tischtennis darf nicht in eine Überbelastung ausarten, wovor regelmäßige Pulskontrollen und der Verzicht auf großen Ehrgeiz schützen können. Auch hier gelten die gleichen Einschränkungen wie beim → Tennis.

Triathlon   unterste Belastbarkeitsgrenze: 1,5 Watt/kg KG

Ausdauer: ++(+)   Koordination: ++   Kraft: +(+)   Verletzungsgefahr:

Triathlon setzt sich zusammen aus → Radfahren, → Joggen und → Schwimmen. Dabei kann jeder die Intensität und Dauer der einzelnen Sportarten entsprechend seiner persönlichen Belastbarkeit wählen, weshalb Triathlon unter bestimmten Umständen auch für Herzpatienten geeignet ist. In erster Linie wird diese Kombinationssportart jedoch durch das Schwimmen limitiert, das für viele Herzpatienten ein Risiko darstellt und daher gegen diese Sportart spricht.

Joggen kann dagegen bei geringer belastbaren oder übergewichtigen Patienten sowie bei Menschen mit Gelenkerkrankungen durch Walking ersetzt werden. Und Radfahren ist selbst für Menschen mit Herzschwäche möglich, wenn sie diese Belastung auf dem Standfahrrad ganz exakt ihrer Belastbarkeit anpassen.

Insgesamt spricht für Triathlon die Vorstellung, dass Menschen mit Herzerkrankungen ebenso wie Gesunde mehrere unterschiedliche Bewegungsformen suchen sollen, um weitestgehend von der sportlichen Aktivität zu profitieren. Allerdings sind beim Triathlon drei Ausdauersportarten miteinander kombiniert – günstiger ist es hingegen, wenn neben Ausdauer auch Kraft und Koordination durch verschiedene Bewegungsarten trainiert werden.

Turnen (Geräteturnen)   unterste Belastbarkeitsgrenze: 2 Watt/kg KG

Ausdauer: +   Koordination: ++   Kraft: ++(+)   Verletzungsgefahr: +

Turnen setzt eine hohe persönliche Belastbarkeit und keine bzw. möglichst geringe Schäden am Herzen voraus, da die verschiedenen Disziplinen vor allem auf Kraft, Schnelligkeit und großer Beweglichkeit basieren, wodurch es zu hohen Blutdruckanstiegen kommt. Die Ausdauer hingegen wird weniger trainiert, und so sind positive Effekte für Herz und Kreislauf auch gering.

Da die Disziplinen des Turnens meist in Form von Leistungssport und Wettkämpfen betrieben werden, kommt die psychische Belastung als Gefahr für das vorgeschädigte Herz hinzu. Es dürfen allenfalls Menschen mit gut eingestelltem Bluthochdruck oder anderen Risikofaktoren ohne weitere Schäden an Herz und Gefäßen weiter diese Sportarten ausüben, wenn keine Gefahr besteht, dass der Schaden am Herzen unmerklich zunimmt und der Sport dadurch doch unmöglich wird.

Volleyball → **s. Mannschaftssportarten**

Waldlauf → **s. Jogging**

Walking → **s. Gehen**

Wandern → **s. Gehen**

Wasserball → **s. Schwimmen**

Wasserski → **s. Schwimmen**

Windsurfen	unterste Belastbarkeitsgrenze: 2 Watt/kg KG		
Ausdauer: (+)	Koordination: ++	Kraft: ++	Verletzungsgefahr: ++

Windsurfen wird in Verbindung mit der Urlaubskulisse meist als entspannende und wenig anstrengende Freizeitbeschäftigung angesehen. Tatsächlich aber erfordert es eine gute körperliche Belastbarkeit und kann ein vorgeschädigtes Herz durch hohe Kraftanstrengungen gefährden, wovon besonders Anfänger betroffen sind. Denn vor allem das ständige Wiederaufsteigen auf das Brett und das Einholen des Segels benötigen viel Kraft und werden oft mit Pressatmung durchgeführt.

Dazu kommen die Gefährdung von Herzpatienten – auch mit leichteren Herzkrankheiten – durch das Wasser (→ Schwimmen) und die relativ große Verletzungsgefahr. Ein günstiger Effekt auf Herz und Kreislauf ist nur in geringem Maße zu erwarten. Insgesamt ist Windsurfen für Herzkranke – auch mit nur geringgradiger Schädigung des Herzens – grundsätzlich nicht geeignet und nur in Einzelfällen zu erlauben.

Wirbelsäulengymnastik	unterste Belastbarkeitsgrenze: 0,5 Watt/kg KG		
Ausdauer: (–)	Koordination: ++	Kraft: +	Verletzungsgefahr: –

Wirbelsäulengymnastik ist zwar keine Sportart, die günstige Auswirkungen auf Herz und Kreislauf hat, allerdings wird sie hier einzeln aufgeführt, da gerade **Herzpatienten** und in besonderem Maße Patienten nach einer Herzoperation eine **Fehlhaltung** einnehmen, die wiederum zu Verkürzungen von Muskeln und Sehnen im Brust- und Wirbelsäulenbereich führt. Diese Veränderungen schränken einerseits die Beweglichkeit der Herzpatienten ein, was sich insbesondere dann ungünstig bemerkbar macht, wenn sie Sport treiben wollen. Andererseits können diese Veränderungen selbst wieder Beschwerden hervorrufen, die – wenn sie im Brustraum auftreten – oft mit Angina pectoris verwechselt werden und nicht selten sogar eine Klinikeinweisung nach sich ziehen.

Deshalb sollten Herzpatienten möglichst diese besondere Art der Gymnastik, die in entsprechender Form selbst für Patienten mit schweren Herzkrankheiten möglich ist, zusätzlich zu anderen Bewegungsformen und Sportarten durchführen. Allerdings ist auch hier eine häufige Pulskontrolle nötig, um eine immer mögliche Überbelastung zu erkennen und ihr durch vermehrte Pausen und eine Verringerung der Belastung entgegenzuwirken.

Wurfdisziplinen → **s. Leichtathletik**

Yoga	unterste Belastbarkeitsgrenze: 1 Watt/kg KG		
Ausdauer: (+)	Koordination: +(+)	Kraft: +(+)	Verletzungsgefahr: +

Das in Deutschland vor allem bekannte **Hatha-Yoga** ist als Körper-Yoga nur ein kleiner Teil der zugrunde liegenden alten indischen Philosophie. Anders als allgemein angenommen ist diese Form des Yoga nicht nur eine Art der Entspannung, sondern es wechseln sich körperliche Anspannung mit Entspannung ab. Dabei nimmt man für die einzelnen Übungen bestimmte Körperstellungen ein und behält sie eine kurze Zeit lang bei.

Vielfach setzen sich diese Übungen aus mehreren nacheinander eingenommenen Haltungen zusammen. Wer selbst einmal den »Morgengruß« durchgeführt hat, weiß, dass diese Körperhaltungen und der Wechsel zwischen den verschiedenen Stellungen für den westlich denkenden und sich bewegenden Menschen sehr ungewöhnlich sind. Die Stellungen erfordern ein hohes Maß an Beweglichkeit, das gerade ältere Herzpatienten nur selten aufbringen. Dadurch können die Übungen und Haltungen oft nur mit Mühe und sogar Schmerzen durchgeführt werden, was mit hohem Kraftaufwand und nicht selten mit Pressatmung bewerkstelligt wird.

Aus diesem Grund ist allgemein übliches Hatha-Yoga für Herzpatienten, selbst wenn sie nur unter leichteren Herzerkrankungen leiden, nur wenig geeignet. Wer jedoch einen Therapeuten findet, der sich mit den besonderen Bedürfnissen und Einschränkungen bei Herzkranken auskennt, der kann von dieser Art der Bewegung sehr wohl profitieren, zumal die der Anspannung folgende Entspannung als ausgesprochen wohltuend empfunden wird. Herzpatienten sollten auch beim Yoga häufig ihren Puls kontrollieren und die Aktivitäten zurückschrauben, falls sie ihre Belastungsherzfrequenz überschreiten.

Zirkeltraining   unterste Belastbarkeitsgrenze: 1 Watt/kg KG

Ausdauer: +(+)   Koordination: +   Kraft: ++(+)   Verletzungsgefahr: (+)

Zirkeltraining ist eine intensive Form der Gymnastik in einer Gruppe, wobei an verschiedenen Stationen unterschiedliche Muskelgruppen gekräftigt oder ein kurzes Ausdauertraining durchgeführt und während einer kurzen Pause zur nächsten Station gewechselt wird. In seiner ursprünglichen Form ist Zirkeltraining sehr anstrengend und erfordert einen hohen Krafteinsatz. Allerdings lässt sich jede Station natürlich ganz nach den Bedürfnissen der Gruppe gestalten, so dass Zirkeltraining sogar ein Teil des Bewegungsprogramms in Herzsportgruppen sein kann.

Während an einem individuell an die Belastbarkeit angepassten Zirkeltraining (z. B. in einer Herzsportgruppe) selbst Herzpatienten mit schwereren Herzerkrankungen teilnehmen können, sollten sie von einem Zirkeltraining, das z. B. von einem Sportverein angeboten wird, lieber Abstand nehmen. Hier wird meist eine sehr hohe Belastbarkeit verlangt, und die setzt wiederum ein weitgehend gesundes Herz voraus.

Notwendige Belastbarkeit, Trainingseffekte und -risiken auf einen Blick

Sportart	unterste Belastbarkeits- grenze (Watt/kg KG)	Ausdauer	Koordination	Kraft	Verletzungs- gefahr
Aerobic/Dance Aerobic	1–2	++(+)	++(+)	+	(+)
Angeln	stabile Herzfunktion	–	–	–	–
Ausgleichsgymnastik	stabile Herzfunktion	+(+)	++(+)	+(+)	–
Badminton	1,5–2	++	++	++	+
Ballett	2	++	+++	++	++
Bergsteigen	1,5–2	+(+)	++	+++	+++
Bergwandern	1	++	+	+(+)	+
Bobfahren	2	+(+)	+	+(+)	++
Bodybuilding	1,5–2	(+)	+	+(++)	+
Boxen	2	+	++	++	+++
Callanetics	1	+	+	+(+)	(+)
Curling	0,5–1	(+)	++	+	(+)
Eishockey	0,5–2	(+)/++	++	(+)/++	+(+)
Eiskunstlauf	1–2	++	++	++	++
Eislaufen	1–2	++	++	++	++
Eisschnelllauf	1–2	++	++	++	++
Eisstockschießen	0,5–1	(+)	++	+	(+)
Extremsportarten	1–3	–/++	–/++	–/++	+++
Fahrradfahren	stabile Herzfunktion	+/+++	+	+(+)	+(+)
Fallschirmspringen	1	–	+	(+)	++
Familytennis	1	+	++	+	(–)
Fechten	1–2	++	++	+	++
Federball/Familytennis	1	+	++	+	(–)
Fitnesstraining	1–2	++(+)	+	++(+)	(+)
Flugsportarten	0,5	–	(+)	–	+
Fußball	1,5–2	++(+)	++	++(+)	++
Gehen	stabile Herzfunktion	+(+)	(+)	(+)	–
Geräteturnen	2	+	++	++	+
Gewichtheben	2	–	(+)	+++	+
Golf	1	(+)	+	(+)	(+)

Sportart	unterste Belastbarkeits- grenze (Watt/kg KG)	Ausdauer	Koordination	Kraft	Verletzungs- gefahr
Gymnastik	stabile Herzfunktion	+(+)	++(+)	+(+)	(–)
Handball	1–2	(+)/++	++	(+)/++	+(+)
Hockey	1–2	(+)/++	++	(+)/++	+(+)
Inlineskating	1	++(+)	+	(+)	++
Jazzgymnastik	stabile Herzfunktion	+(+)	++(+)	+(+)	–
Jogging	1	++(+)	+	+(+)	(+)
Judo	1,5–2	+(+)	++	++	+(+)
Kampfsportarten, asiatische	1,5–2	+(+)	++	++	+(+)
Kanufahren	1,5–2	+(+)	++	+(+)	+
Karate	1,5–2	+(+)	++	++	++
Kegeln	1	(+)	++	(+)	+
Krafttraining	stabile Herzfunktion	–/(+)	+	+(++)	+
Leichtathletik	2	+/+++	(+)/++	(+)/++	+(+)
Mannschaftssportarten	1–2	(+)/++	++	(+)/++	+(+)
Marathonlauf	2	+++	(+)	+	(+)
Motorsport	1	–	++	+(+)3	++
Mountainbiking	2	+	+	+(+)	++
Paddeln	1	(+)	+	(+)	(+)
QiGong	stabile Herzfunktion	(+)	++	(+)	–
Reiten	1	(+)	+	++	++
Ringen	2	+	+	++	++
Rodeln	1–2	+(+)	+	+(+)	++
Rollschuhlaufen	1	++(+)	+	(+)	++
Rudern	1–2	++(+)	++	++(+)	+
Rugby	2	+(+)	++	++	++
Schießen	0,5	–	++	(+)	+
Schwimmen	1–1,5	++(+)	++	+(+)	(+)
Segeln	2	(+)	++	++	+
Ski alpin	2	(+)	++	++	++
Skigymnastik	2	+(+)	++(+)	++	–
Skilanglauf	1,5	++(+)	++	+(+)	+
Sprungdisziplinen	2	+	++	++	+(+)

Sportart	unterste Belastbarkeits-grenze (Watt/kg KG)	Ausdauer	Koordination	Kraft	Verletzungs-gefahr
Squash	2	++	++	+	++
Surfen	2	(+)	++	++(+)	++
TaiChi/QiGong	stabile Herzfunktion	(+)	++	(+)	–
Tanzen	1–2	(+)/++	++	+(+)	(+)
Tauchen	2	(+)	+	(+)	++
Tennis	1,5	+(+)	++	+(+)	++
Tischtennis	1–2	(+)	++	+	+
Triathlon	1,5	++(+)	++	+(+)	+
Turnen (Geräteturnen)	2	+	++	++(+)	+
Volleyball	1–2	+(+)	++	+(+)	+(+)
Waldlauf	1	++(+)	+	+(+)	(+)
Walking	stabile Herzfunktion	+(+)	(+)	(+)	–
Wandern	stabile Herzfunktion	+(+)	(+)	(+)	–
Wasserball	2	+(+)	++	+(+)	(+)
Wasserski	2	(+)	++	++	++
Windsurfen	2	(+)	++	++	++
Wirbelsäulengymnastik	0,5	(–)	++	+	–
Wurfdisziplinen	2	(+)	++	+++	+(+)
Yoga	1	(+)	+(+)	+(+)	+
Zirkeltraining	1	+(+)	+	++(+)	(+)

Stichwortverzeichnis